AF740150

PRIMEROS AUXILIOS
MF0272_2

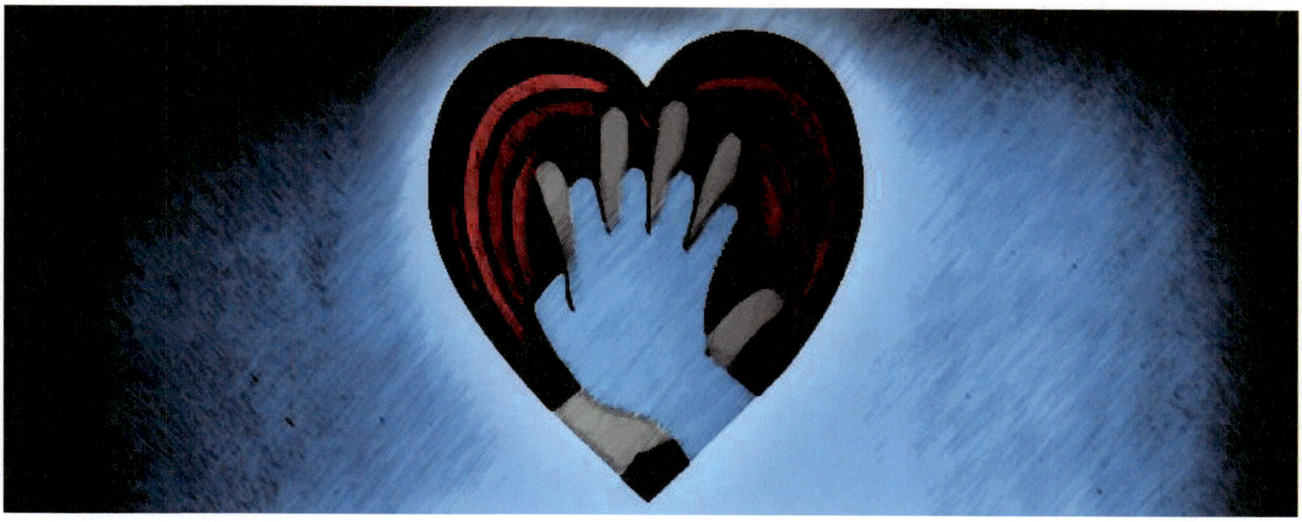

Asistir como primer interviniente en caso de accidente o situación de emergencia

UC0272_2

PRIMEROS AUXILIOS. MF0272_2

Fernando García Plaza

1.ª Edición. Marzo 2024

Edita: NUEVA ECONOMÍA SOCIAL

C/ Vergara n.º 9, 3.º - 28013 Madrid

Diseño de cubierta y maquetación: José Luis Rodrigo Buitrago

Fotografías: © Muévete

Imprime: IMPRESIONARTE soluciones gráficas. Ciudad Real.

Printed in Spain - Impreso en España

ISBN: 9788494747373

Depósito Legal: M-9095-2024

ÍNDICE

INTRODUCCIÓN A LOS PRIMEROS AUXILIOS

INTRODUCCIÓN

Los primeros auxilios son una serie de intervenciones protocolizadas que tratan de dar respuesta ante una situación que puede poner en peligro la integridad de una persona (prevención) así como de actuar en caso de que ésta se haya producido.

Muchas veces, más que accidente hay imprudencias (sin que haya mala intención), o personas que no actúan como seria debido, lo que se considera una negligencia. Todas estas situaciones pueden tener como consecuencia daños, tanto a personas como materiales. Y la responsable de estos daños tiene la responsabilidad civil de compensarlos.

Toda persona tiene la obligación de prestar ayuda a aquellas que han sufrido algún accidente o daño que requiera una atención inmediata, especialmente si hay riesgo vital. En caso de no proporcionarla o no avisar a la ayuda correspondiente, se comete la infracción denominada "omisión del deber de socorro". Si la persona tiene el deber, por su profesión, de prestar el auxilio y no lo hace, sin justificación, incurre en "denegación de auxilio".

En nuestro entorno se pueden dar:

- Urgencias o emergencias médicas. Situaciones donde se requiere una actuación médica de forma inmediata. Es decir, una situación donde hay que dar una respuesta rápida ante un posible riesgo vital por un accidente, patología, etc.

- El término "emergencia" también está relacionado con epidemias o desastres, catástrofes, naturales o humanos, que pueden afectar a grupos de personas y que ponen en alerta una cadena de comando sobre la zona para intentar controlar la situación y hacer frente a sus consecuencias.

Hay diferentes clasificaciones según el grado de afectación y la urgencia del traslado. Desde pequeñas lesiones donde el afectado puede ir en taxi y sin que repercuta sobre su posterior pronóstico, hasta urgencias graves donde se necesitan ambulancias medicalizadas y un traslado rápido al hospital por el peligro para la vida.

Debemos mantener la calma en todo momento, no precipitarnos e intentar tranquilizar a las víctimas, muchas veces mientras llegan los servicios sanitarios que podrán dar una respuesta adecuada.

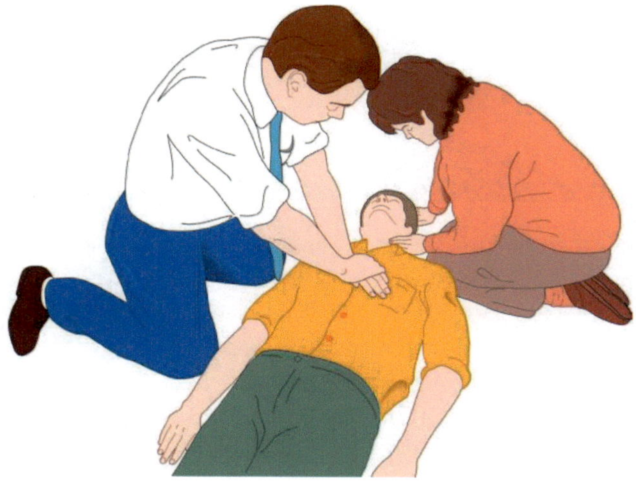

Hay que tener en cuenta que la supervivencia está en relación directa con nuestras acciones y, especialmente, con el tiempo transcurrido desde el paro de funciones y el inicio de la reanimación cardiorrespiratoria (RCP).

En cualquier caso, el proceso de auxilio tiene un protocolo establecido y es el único que ha demostrado aumentar la supervivencia:

- Proteger
- Avisar
- Socorrer

Proteger. Con esto nos referimos tanto a nuestra propia seguridad como a la de la persona que queremos ayudar. Consiste detectar y apartar a la persona del peligro, sin que para ello nos tengamos que poner nosotros mismos en riesgo. Debemos hacer una valoración del entorno y detectar posibles peligros antes de continuar el proceso, es decir, debemos buscar un sitio seguro. Ejemplos: señalizar el lugar con el icono de atención, o una persona que haga señas a otros conductores, en una carretera transitada donde ha habido un accidente y se ha de intervenir en el asfalto; sacar a un ahogado del agua; si a una persona le ha caído un peso encima, valorar la estabilidad del entorno; apagar la luz o gas si ha habido alguna fuga...

En segundo lugar, la propia protección con chalecos reflectantes, guantes, cascos, etc., siempre que sea posible.

Avisar. Cuando hay un accidente importante es necesario avisar a emergencias 112. Desde este servicio centralizado y único en todo

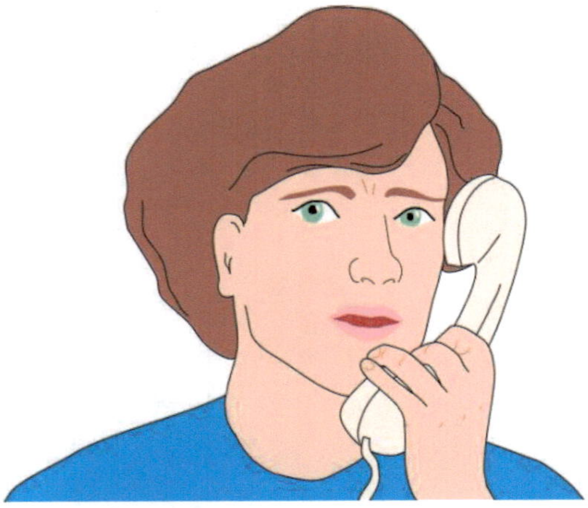

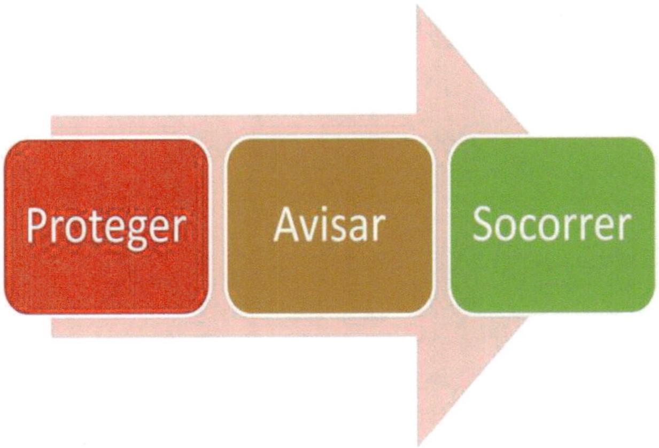

el ámbito europeo, se pondrán en marcha los cuerpos necesarios (extinción de incendios, urgencias sanitarias, salvamento, protección civil...) para poder hacer frente a la situación las 24 horas del día. Por esta razón, es muy útil disponer de este teléfono de emergencias, incluso los móviles tienen llamadas de emergencia sin introducir el PIN y es gratuito.

Se debería informar de:

- Situación exacta del lugar del accidente o referencias que puedan ayudar a localizarlo.
- Número de personas que están involucradas.
- Tipo de lesiones que se han podido detectar.
- Siempre hemos de ser los últimos en colgar, después de haber dado toda la información necesaria, o una tercera persona mientras realizamos el siguiente paso, socorrer. Con los actuales móviles, el número puede quedar residente y la centralita intentaría contactar con nosotros si se cortara la comunicación o necesitaran más información.

Además, el 112 tiene un sistema de fax gratuito y SMS para personas con discapacidades auditivas o del habla.

En lesiones más cotidianas y sin riesgo para el posterior pronóstico, debemos conocer el hospital de referencia más cercano o, en caso de que el lugar donde se haya producido tenga mutua, el centro más cercano. En gimnasios y espacios de deporte, se suele pedir a administración un formulario de la mutua y se suele derivar en coche o taxi.

Si trabajamos en un centro deportivo es necesario conocer la mutua y los protocolos establecidos si se da alguno de estos casos.

Socorrer. Una vez avisado el centro de emergencias, se pone en marcha hacia el lugar del accidente un dispositivo adecuado para hacer frente a la situación. Mientras llega este dispositivo, nuestra función será ofrecer unos primeros auxilios. Para ello tendremos que:

- Tranquilizar a las posibles víctimas y decirles que la ayuda ya está en camino.
- Valoración de las lesiones.
- Establecer unas prioridades de ayuda. Aquellas personas con mayor riesgo vital han de ser atendidas primero.
- Cualquier acción no ha de empeorar la situación. Si no sabemos qué hacer en algún momento, no se ha de estorbar a otras personas que presten ayuda y daremos soporte en la prevención de cualquier riesgo, por ejemplo, evitar que se muevan o levanten.
- Realizar las maniobras de reanimación cardiopulmonar, usar el desfibrilador...

Casos prácticos. ¿Qué medidas de autoprotección tomarías en los siguientes casos?

- Hay un accidentado en la carretera y hay que salir del coche
- Tenemos que atender a una persona que tiene una herida sangrante
- Estamos en la montaña y ha habido un desprendimiento, atrapando a una persona
- Un electricista se ha electrocutado con unos cables que estaba manipulando
- Un contenedor con material tóxico se ha volcado

EL BOTIQUÍN

Se trata de una caja u otro receptáculo donde se guardan medicinas y material básico para hacer frente a los principales accidentes y disfunciones de la vida cotidiana, como: heridas, golpes, dolor de cabeza...

El botiquín se ha de ser hermético y fácil de transportar, el lugar de ubicación preferible es alejado de niños y que no sea fácil su manipulación por éstos, pero sin ser necesaria una llave. Asimismo, en un lugar que no sea ni húmedo ni seco, ni al que le de calor

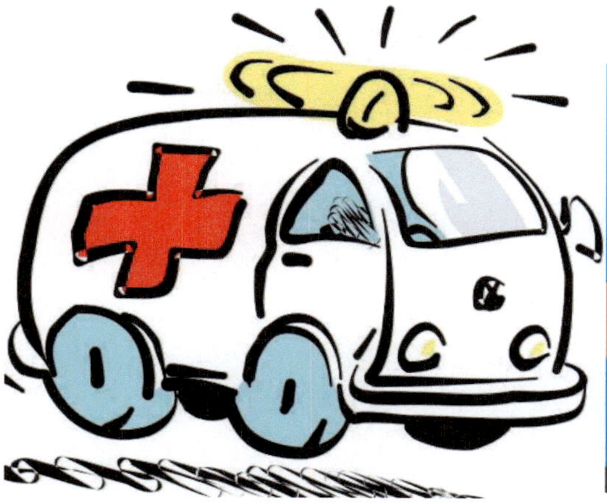
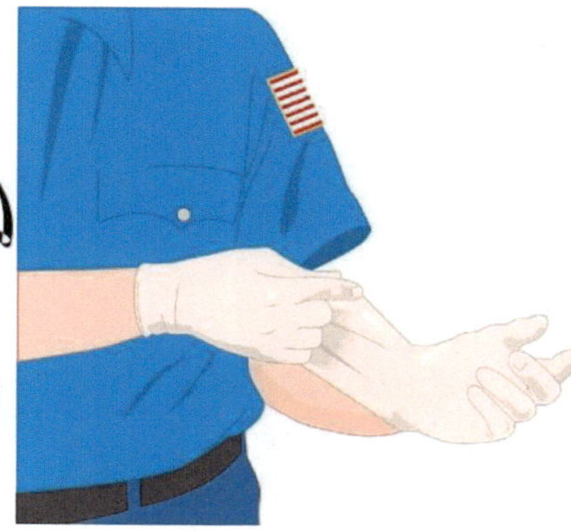
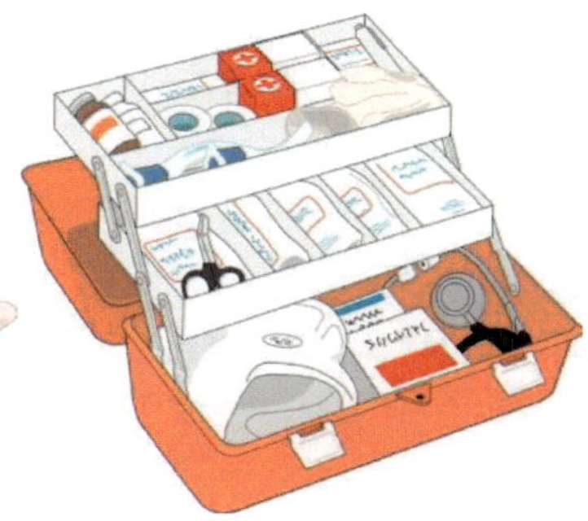

excesiva, por esta razón el baño (humedad) y la cocina (humo y calor) no serían lugares adecuados para guardarlo.

Todos los productos se han de revisar periódicamente, por ejemplo, si hay material estéril abierto, sustancias caducadas, productos parcialmente gastados o insuficientes, se han de reponer. Asimismo, no sacar material del botiquín para otros usos y que luego cueste encontrar, como pinzas o tijeras, es mejor tener este material duplicado, ya que cuando se necesite será básico tenerlo a mano. La lista de productos puede ser muy larga aunque no deberían faltar:

- Para la limpieza: jabón, cepillo o esponja para uñas estéril.
- Gel antiséptico sin necesidad de agua para manos.
- Paquete de guantes de exploración en pequeñas unidades y un par de esterilizados.
- Paquetes de gasas en sobres o de pocas unidades.
- Esparadrapo hipoalergénico.
- Antiséptico. Alcohol de 70º para material y povidona yoyada u otro que no deje trazas para las heridas.
- Hemostático. Agua oxigenada.
- Tiritas de diferentes medidas y tiras para puntos cutáneos.
- Vendas de gasa en rollo de tamaño pequeño y mediano.
- Vendas elásticas de dos medidas diferentes.
- Termómetro. Si es digital, con una pila de repuesto para imprevistos.
- Apósitos especiales para quemaduras, crema hidratante.
- Manta aislante térmica y del agua.
- Tijeras de punta redonda y pinzas.
- Linterna con dinamo, a poder ser, o con recambio de pilas (guardar cerca, pero no dentro del mismo botiquín).
- Lápiz y papel para apuntar.
- Principales medicamentos: analgésico (paracetamol), antiinflamatorio (aspirina, ibupofeno), antihistamínico, soluciones antisépticas oculares, amoniaco y sustancias para picaduras, pomadas analgésicas, etc.

También es útil tener en el congelador una bolsa de gel para problemas inflamatorios o contusiones. Estos geles, además, pueden ponerse también en el microondas en caso de querer usarlos en contracturas y terapia de calor.

En ningún caso se ha de prescribir un fármaco guardado sin orientación médica, todo fármaco tiene principios activos que pueden tener sus efectos secundarios y sus interacciones. Además, el abuso de fármacos, como lo antibióticos, puede llevar a resistencias indeseadas, y puede generar signos alérgicos en personas sensibles.

Los medicamentos, una vez utilizados y/o caducados, han de depositarse en los centros de recogida que hay en las farmacias, nunca tirar en la basura convencional.

Casos prácticos. Explica qué medidas de autoprotección y protección del accidentado tomarías en los siguientes casos:

- Imaginemos que observamos a un motorista ha sufrido un accidente de tráfico y ha quedado extendida en medio de la calzada. La carretera es en dos sentidos en una recta bastante larga. Somos el coche que viene detrás del accidentado, por lo que paramos y...
- Entramos en casa de un pariente con el que hemos quedado a comer. Llamamos pero no nos contesta nadie, así que entramos con nuestra llave. Notamos un fuerte olor a gas y a nuestro pariente tendido en la cocina, en primer lugar...
- Estamos en un almacén esperando que nos entreguen un paquete que hemos comprado, de repente oímos un fuerte ruido. Se ha venido abajo una estructura metálica con cajas y han atrapado a un par de operarios. Nos dirigimos al lugar con cautela y...
- Paseando por la playa, ya que no nos podemos bañar porque hay bandera roja, vemos un cuerpo que está flotando entre las olas, cerca de la orilla...

HOMEOSTASIS Y SISTEMAS DE ADAPTACIÓN

¿CÓMO SE ORGANIZA NUESTRO CUERPO?

Desde el átomo hasta nuestro cuerpo como un todo, la organización preside la vida. Estudiaremos tres tipos de estos niveles organizativos:

- El nivel **histológico** (de los tejidos) está formado por células similares especializadas en realizar una determinada función.
  - Tenemos 4 tipos de tejidos básico: tejido *muscular* (esquelético, liso y cardíaco), tejido *epitelial* (de re- cubrimiento, absorción y secreción, forma también glándulas), tejido *nervioso* (sistema de integración formado por neuronas y células de soporte denomi- nadas neuroglía) y tejido *conectivo* (tiene función estructural y de conexión, como el hueso, tendones, sangre...)
- El nivel **orgánico**, los órganos son unidades más complejas de tejidos que pueden realizar una función especial, como los pulmones la respiración o los músculos el movimiento.
- El nivel **sistémico**, incluye varios órganos que cooperan para realizar funciones corporales complejas.

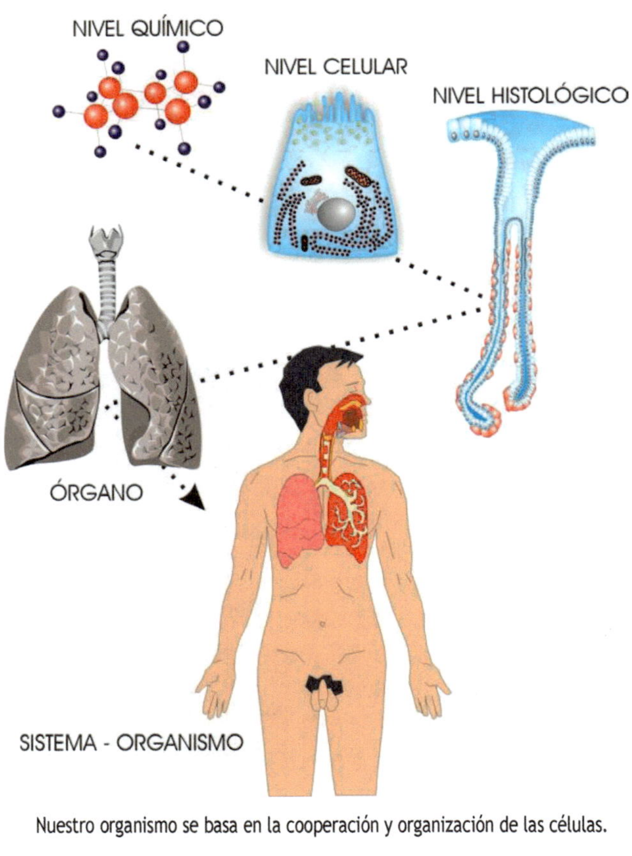

Nuestro organismo se basa en la cooperación y organización de las células.

A continuación, pasamos a enumerar y a describir algunas características de los sistemas y aparatos de nuestro organismo. Cada uno está encargado de funciones específicas y, entre ellos, se interrelacionan para conseguir el mantenimiento de la vida.

HOMEOSTASIS

El metabolismo se define como el conjunto de los procesos químicos que tienen lugar en nuestro organismo. Hay dos procesos fundamentales dentro del metabolismo. Cuando un elemento, como la comida, se deshace en elementos más pequeños se llama catabolismo. Es como si desmontáramos una casa, dejaríamos separados los ladrillos que la forman, el cemento, las vigas, etc. De la misma manera, la comida se descompondrá en lípidos, proteínas, hidratos de carbono, vitaminas, minerales y agua. Por tanto, es un proceso de análisis (separación). Por otro lado, el cuerpo coge aquellos ladrillos que obtiene de los alimentos para nutrir los tejidos y formar nuevos, como músculos más grandes y reparar el propio cuerpo después de los esfuerzos o de enfermedades.

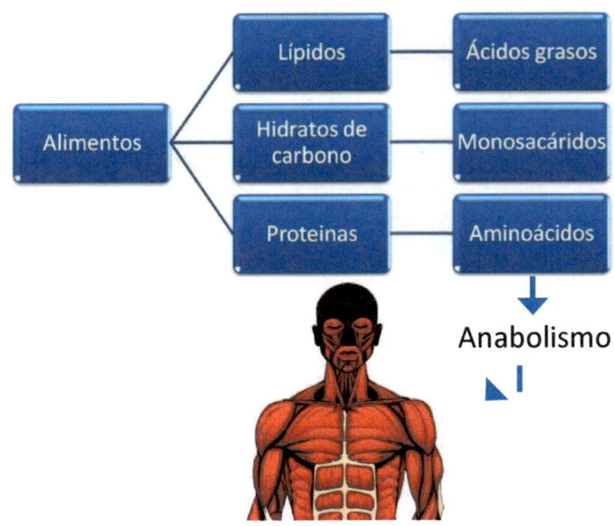

El proceso catabólico consiste en la separación (análisis) y se desprende energía. Igual que un objeto al caer se rompe en mil pedazos. El proceso anabólico se basa en la composición (síntesis) y necesita energía para construir.

Protección

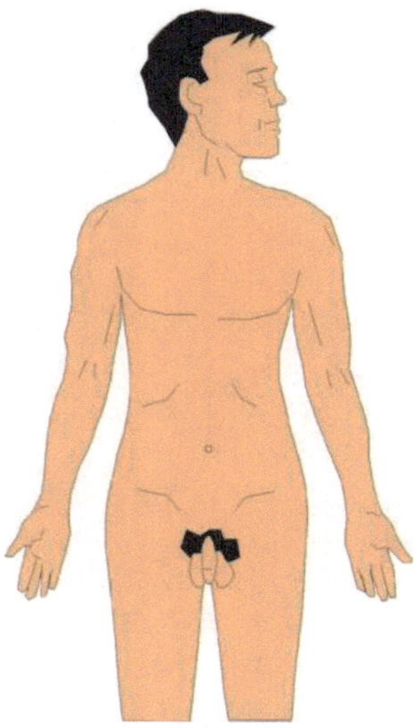

El **sistema tegumentario** nos protege de elementos nocivos externos. Además, la piel regula la temperatura y actúa como un importante órgano sensitivo.

Está formado por la piel y sus anejos (pelo, cabello, uñas y glándulas especializadas).

Soporte y movimiento. Aparato locomotor

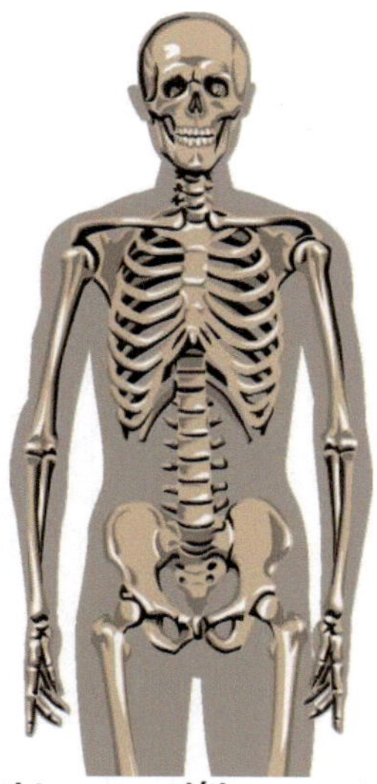

El **sistema esquelético** proporciona soporte y protección de estructuras anatómicas. Es el elemento pasivo del sistema locomotor. Los huesos además tienen una función hematopoyética (formación de glóbulos rojos).

Está formado por los huesos, con su cartílago, y los ligamentos. La unión de dos o más huesos es una articulación.

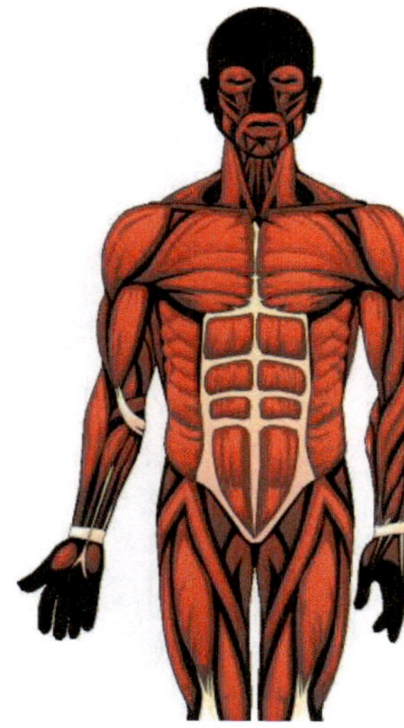

El **sistema muscular esquelético** es el elemento activo del sistema locomotor. Los músculos se insertan en los huesos, normalmente mediante tendones, y cuando se contraen producen movimiento, además de mantener la postura. Además, generan calor para mantener la temperatura corporal.

Reproducción

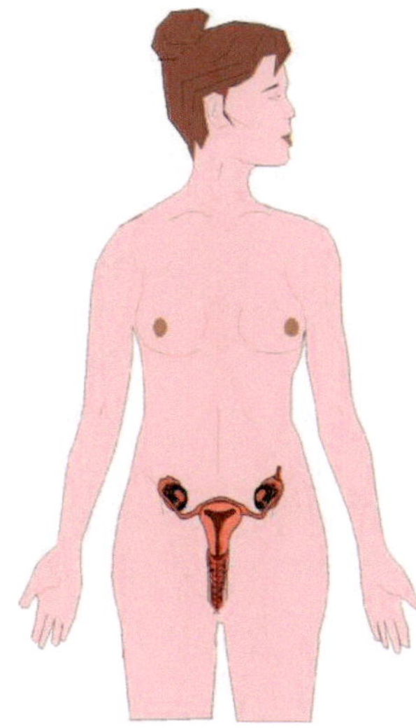

Los **aparatos reproductores** aseguran la concepción y la descendencia. Además, producen hormonas sexuales para el desarrollo de los caracteres sexuales, procesos metabólicos... El *aparato reproductor femenino* está formado por los ovarios, el útero, las trompas uterinas y la vagina. El *aparato reproductor masculino* está formado por los testículos, conductos deferentes, próstata, uretra y el pene.

Regulación y mantenimiento

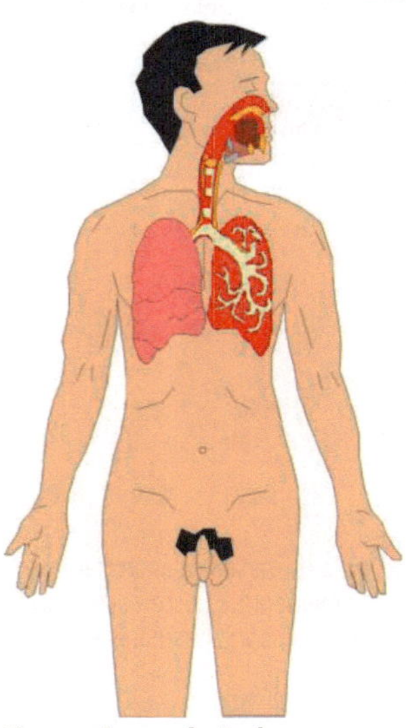

El **aparato respiratorio** se encarga del intercambio de gases: captación de oxígeno y eliminación del dióxido de carbono, a través de la respiración.

Está formado por la nariz, faringe, laringe, tráquea, bronquios, alveolos y pulmones.

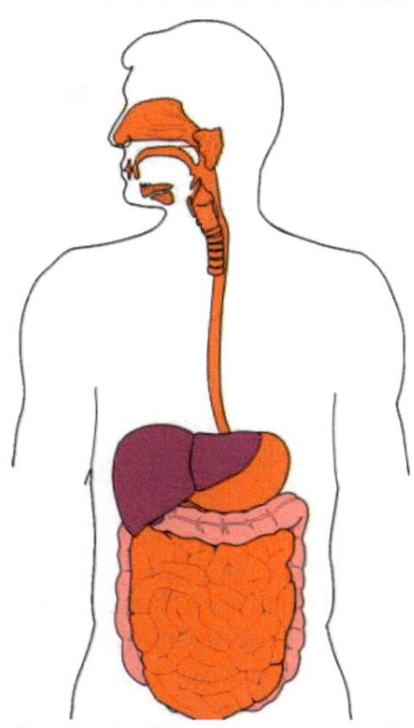

El **aparato digestivo** se encarga de asimilar los nutrientes y desechar los elementos no digeribles.

Está formado por la boca, faringe, esófago, estómago, intestino delgado, intestino grueso y recto.

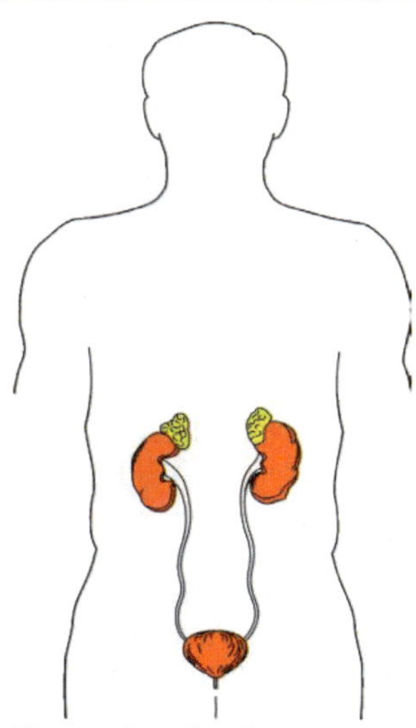

El **aparato urinario** se encarga de 'filtrar' y 'limpiar' la sangre de numerosos productos de deshecho que se producen continuamente en el metabolismo. También desempeñan un importante papel en el mantenimiento del equilibrio electrolítico, del agua y del acidobásico.

Está formado por los riñones, uréteres, vejiga y uretra.

Transporte y defensa

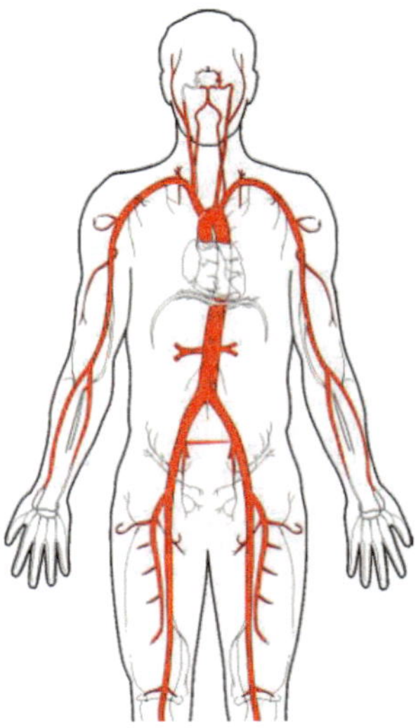

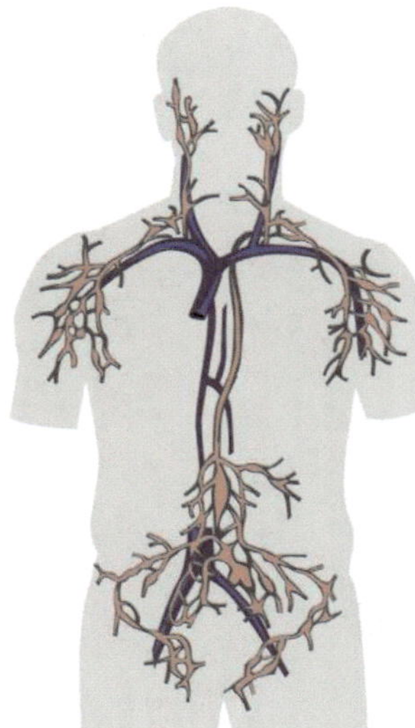

Es una red formada por un circuito cerrado que permite la distribución de sustancias entre diversos niveles de organización por todo el cuerpo.

Forman el **aparato cardiovascular**, el corazón, las arterias, venas y capilares. La sangre bombeada por el corazón, formado por el miocardio, se distribuye por todo el cuerpo, transportando todos los elementos vitales.

El **sistema linfático** se encarga del movimiento de líquidos y de algunas moléculas grandes hasta la sangre.

También confieren protección y resistencia frente a la enfermedad, respuesta inmunitaria.

Lo forman la linfa, vasos, ganglios y órganos linfáticos especializados como el timo y el bazo.

Comunicación, control e integración

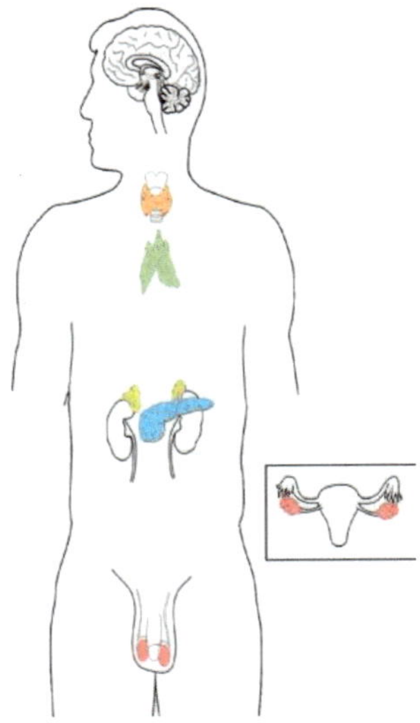

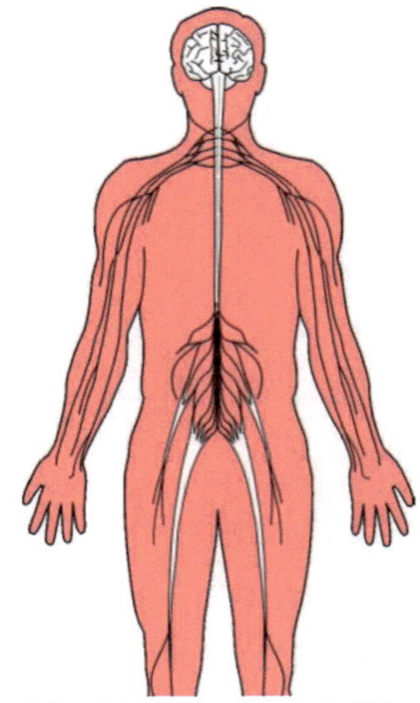

El **sistema endocrino** está constituido por glándulas especializadas que segregan a la sangre hormonas. Éstas permiten la comunicación, integración y control de manera lenta y duradera. Las hormonas son los principales reguladores del crecimiento, desarrollo, metabolismo...

Son órganos endocrinos: hipotálamo, hipófisis, tiroides, timo, páncreas, glándulas suprarrenales, gónadas.

Estos sistemas son imprescindibles para que el cuerpo funcione como un todo; es decir, coordinan y regulan diversas funciones de forma conjunta.

El **sistema nervioso** se encarga de la comunicación, integración y control rápido de las funciones orgánicas mediante impulsos nerviosos.

Está formado por el encéfalo, médula espinal y nervios periféricos.

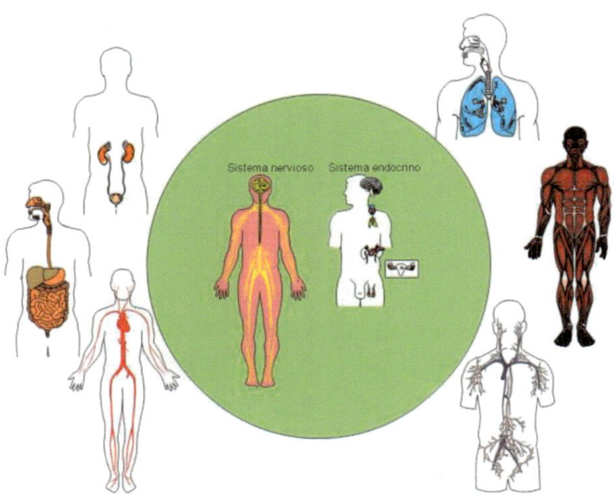

El sistema nervioso central (SNC) está formado por el encéfalo y la médula espinal, que encontramos a lo largo de la columna vertebral. Se encarga de la comunicación, integración de todos los sistemas. Recibe la información de todo el organismo, la evalúa y envía, mediante vías eferentes, las respuestas adecuadas para el mantenimiento de la vida.

El sistema endocrino, formado por varias glándulas situadas por todo el cuerpo, libera hormonas a la sangre, que circulan hasta llegar a sus órganos diana, donde producen el efecto.

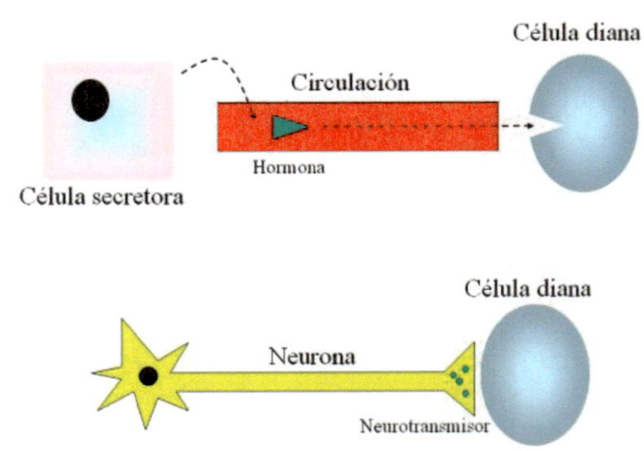

El SNC realiza una acción más directa, mediante la liberación de neurotransmisor sobre el órgano diana. Su acción, no obstante es más lenta. El sistema endocrino libera hormonas a la sangre que circulan hasta llegar a los órganos diana, su acción perdura más, aunque el mecanismo sea más lento.

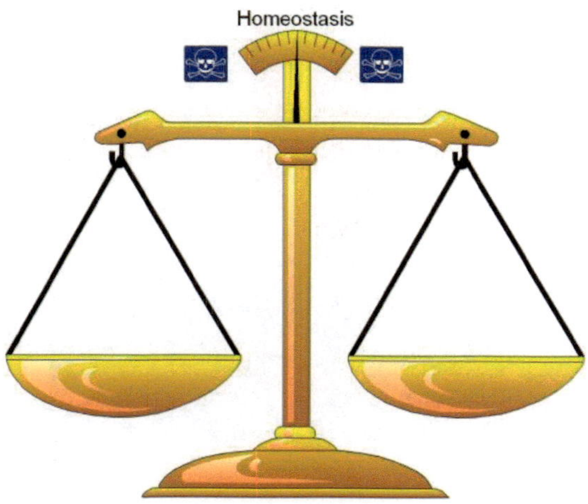

La homeostasis es un sistema de equilibrio donde los diferentes aparatos mantienen los niveles y parámetros de nuestro organismo dentro de unas condiciones óptimas para la vida. Más allá se puede producir alteraciones e, incluso, la muerte.

Cuando el cuerpo construye se llama anabolismo, y es un proceso de síntesis (composición). Pero para que estos procesos puedan realizarse con total normalidad en nuestro cuerpo se tienen que dar unas condiciones óptimas. Unos niveles relativamente constantes en los que se pueden producir las funciones de la vida de una manera normal, estos niveles y los sistemas que los mantienen se denominan sistemas homeostáticos, es la **homeostasis**. Nuestra temperatura corporal se mantiene más o menos estable sobre los 36'5° porque es la que permite a nuestro organismo realizar los procesos internos. La sangre contiene una determinada cantidad de nutrientes, de oxígeno, de células sanguíneas que llegan hasta el último rincón. Si nuestra sangre fuera demasiado ácida, aquellos no podrían sobrevivir y moriríamos. De aquí la necesidad de un medio óptimo.

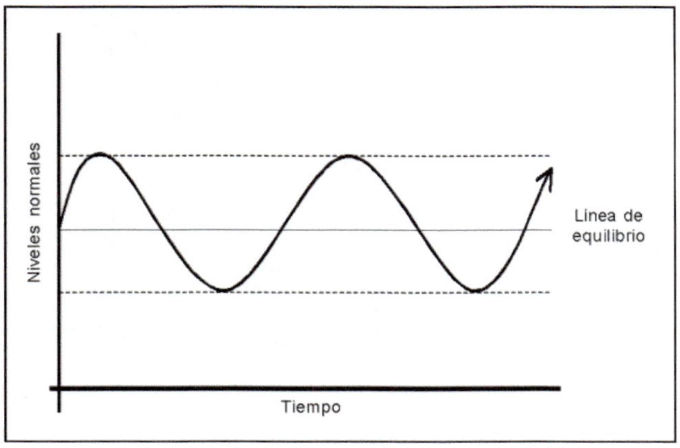

Imaginemos que somos equilibristas y que caminamos por encima de una cuerda floja. Mientras conservamos el equilibrio podremos seguir adelante, en el momento en que nos desviamos, caemos y morimos. Por esto es imprescindible la homeostasis para el mantenimiento de la vida.

Pero la temperatura, el pH de la sangre y otros procesos pueden variar un poco sin que por ello perdamos la homeostasis. Cuando practicamos ejercicio, nuestra temperatura corporal aumenta un poco, nuestro corazón late más deprisa, aumentando la presión y el volumen sistólico, moviendo más cantidad de sangre para que pueda llegar a los músculos; respiramos más veces y más profundamente para aportar el oxígeno necesario, etc., todo esto son respuestas de nuestro organismo al estímulo de la práctica deportiva que nos permite realizar actividades físicas sin que se altere de forma peligrosa la homeostasis y podamos continuar con las funciones necesarias para la vida y mantenimiento de nuestro cuerpo.

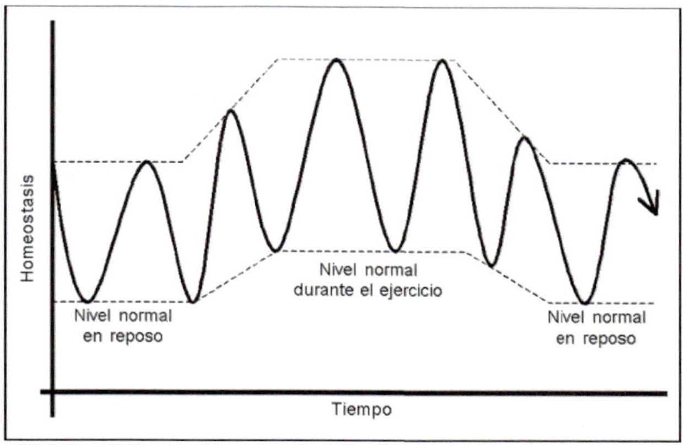

La homeostasis puede variar ligeramente durante algunas actividades. En ese momento, nuestro cuerpo se adecua a las nuevas exigencias.

EL SISTEMA DE RETROALIMENTACIÓN

¿Cómo controla nuestro organismo esta homeostasis? Mediante el sistema de retroalimentación. Nosotros somos seres vivos con la capacidad de responder a los estímulos que nos llegan, si vemos que un coche está a punto de atropellarnos damos un salto, si algún peligro nos acecha nos ponemos alerta, si entran en nuestro interior microorganismos nocivos, nuestras defensas van a combatirlos. Por esto, para mantener la vida es esencial la capacidad de responder o responsividad.

¿En qué consiste la retroalimentación?

Este sistema recibe la información sobre el estado de nuestro organismo y actúa para mantener el equilibrio. Nuestro cuerpo está lleno de receptores que recogen los datos y los envían al encéfalo, que es el centro de control. Éste considera el estado del medio y, si es necesario, los corrige enviando una respuesta que trata de mantener el equilibrio.

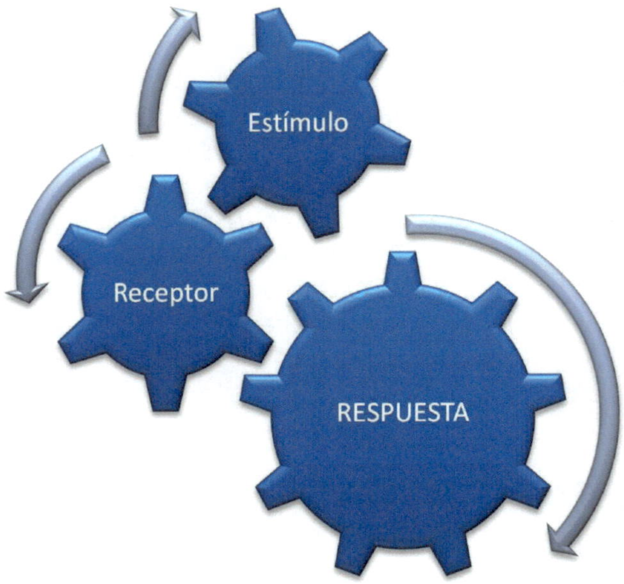

Un estímulo o alteración es captado por un receptor y desencadena una respuesta para volver a la homeostasis.

Cualquier cambio en la homeostasis está producido por un estímulo, por ejemplo, el ejercicio. Al movernos necesitamos más oxígeno, nutrientes y recoger los productos de deshecho de los procesos químicos que se han producido. El centro de control, el encéfalo, actúa con ajustes como el aumento de la frecuencia cardiaca y respiratoria, del metabolismo, etc.

En el esquema se muestran los pasos de este proceso. El estímulo altera la homeostasis o situación controlada. Esta nueva situación es recogida por los receptores que envían una señal (aferente) al centro control, el encéfalo. Éste procesa los datos que ha recibido y planea los cambios necesarios para que vuelva el equilibrio. Las vías eferentes harán que lleguen las nuevas instrucciones, la respuesta. Con los nuevos cambios se intenta restablecer la homeostasis perdida, volver a los niveles normales. De esta manera,

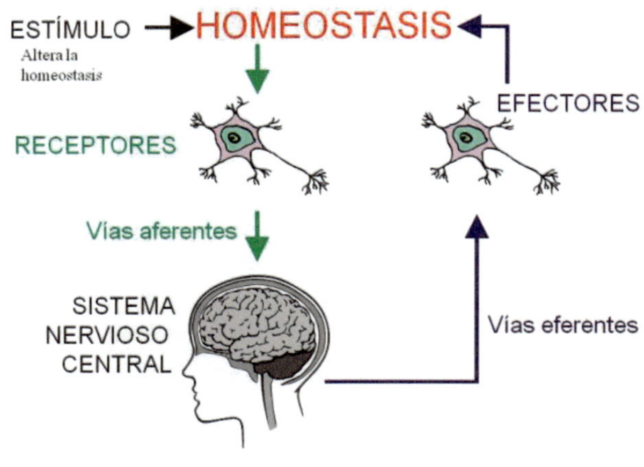

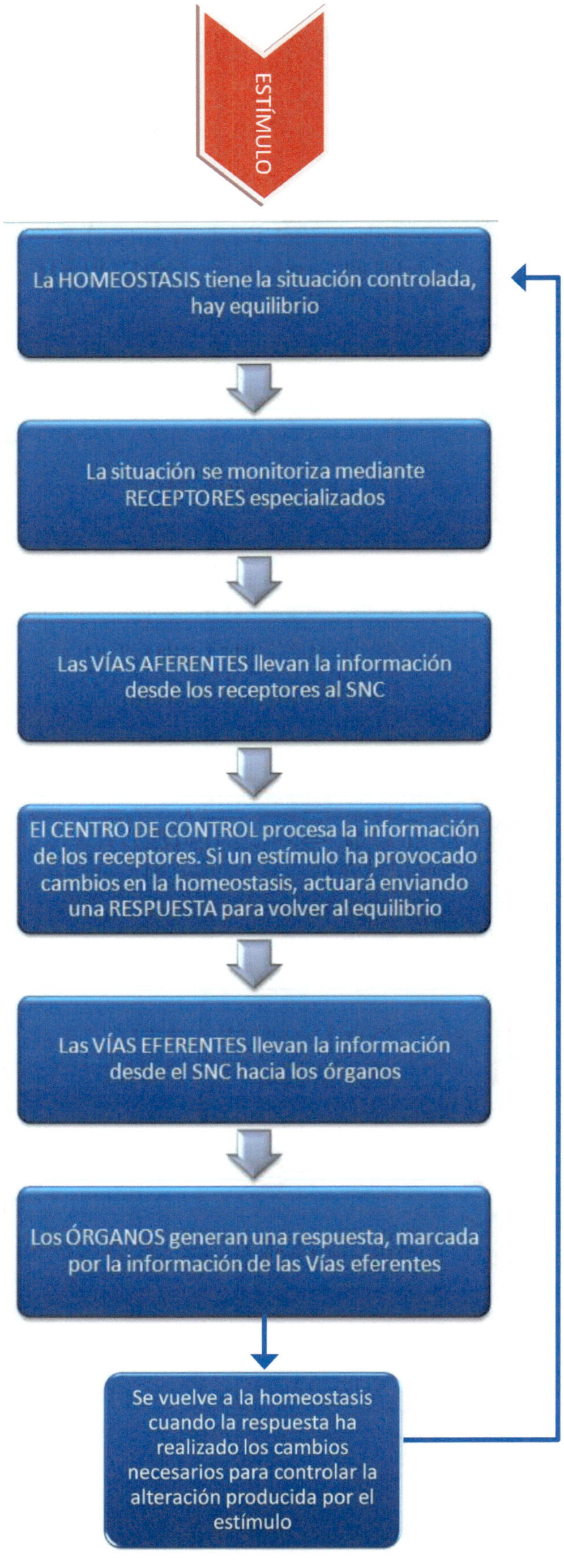

Esquema del sistema de retroalimentación negativa.

nuestro cuerpo recibe, procesa y corrige miles de estímulos diarios, pudiendo mantener la vida y sus funciones propias como el desarrollo, crecimiento.

Este tipo de retroalimentación, donde se contrarresta el efecto de un estímulo, lleva el nombre de *retroalimentación negativa*. Su objetivo es neutralizar los efectos provocados por un estímulo, respondiendo en sentido contrario o negativo.

A continuación, un ejemplo retroalimentación negativa. Nuestro cuerpo posee un sistema para controlar la temperatura corporal, que ha de mantenerse aproximadamente a unos 36,5°C para que las reacciones químicas que se producen en nuestro organismo puedan desarrollarse con completa normalidad. Cuanto mayor es el calor, más rápidamente se producen las reacciones químicas, de ahí la necesidad de tener un sistema del mantenimiento de la temperatura estable.

La *retroalimentación positiva* sucede cuando el centro de control, en vez de dar una respuesta que se oponga al estímulo, lo refuerza. Sería como si el termostato notase calor y aumentara aún más la temperatura. Normalmente son nocivos salvo algunas excepciones.

SIGNOS VITALES BÁSICOS

Estos signos nos permitirán hacernos una idea del estado general del accidentado y si hay una amenaza para la vida.

- Nivel de conciencia
- Respiración
- Función cardíaca

NIVEL DE CONCIENCIA

Nos tenemos que situar cerca de la persona, arrodillados si está en el suelo, y preguntarle en voz alta y clara: ¿Me puede oír? ¿Qué le pasa? ¿Cómo se encuentra? ¿Qué le duele? Si la persona no reaccionara podemos zarandearla firmemente preguntando: ¿Me puede oír?

Si la persona responde y habla, hay nivel de conciencia, y es de suponer que respira y tiene pulso. Podemos preguntarle ¿Cómo se llama? ¿Sabe dónde estamos? ¿Qué fecha es? Para conocer el grado de orientación. Si puede seguir una conversación, lo tranquilizaremos y mantendremos distraído en posición de seguridad mientras llega ayuda o, si simplemente ha sido una lipotimia, ayudar a incorporarse y que pueda llegar a casa o a un centro sanitario para una evaluación. Si sospecháramos cualquier problema lo dejaríamos en la posición en la que lo hemos encontrado.

Si la persona no responde se suele estimular con maniobras algo dolorosas como un pellizco o presionar con los nudillos en el esternón. Observamos si hay algún tipo de reacción, aunque no sea verbal. Si no la hubiera, se considera que hay un estado de inconsciencia, lo que podría ser más urgente y debemos evitar movilizar al accidentado y activar la cadena de ayuda.

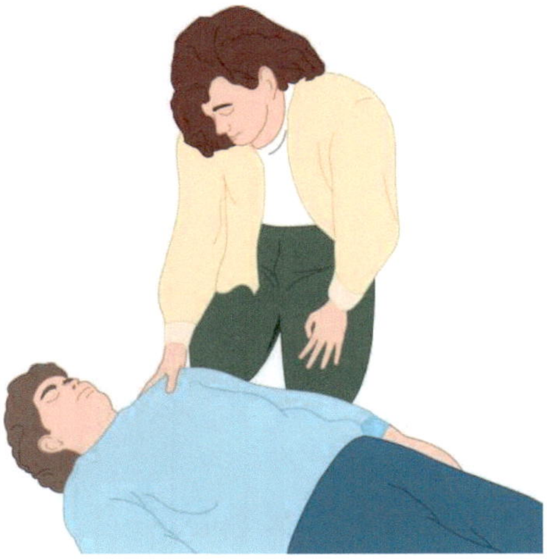

RESPIRACIÓN

Para realizar la exploración de la respiración, abriremos las vías aéreas mediante la maniobra frente-mentón. Situados al lado del afectado colocamos una mano en la frente y los dedos en el mentón, realizando una suave extensión de la cabeza y elevando el mentón. Esta maniobra es básica para mover la base de la lengua y que no obstruya la vía aérea. Cuando una persona ha perdido la consciencia, la disminución del tono puede provocar la caída de la base de la lengua y la obstrucción de la vía aérea, esta maniobra descrita puede ser muy útil. En caso de disponer de un tubo de Guedel, colocarlo convenientemente. Este tubo rígido se coloca en la boca y contrarresta la caída de la lengua, manteniendo permeable la vía por esta causa.

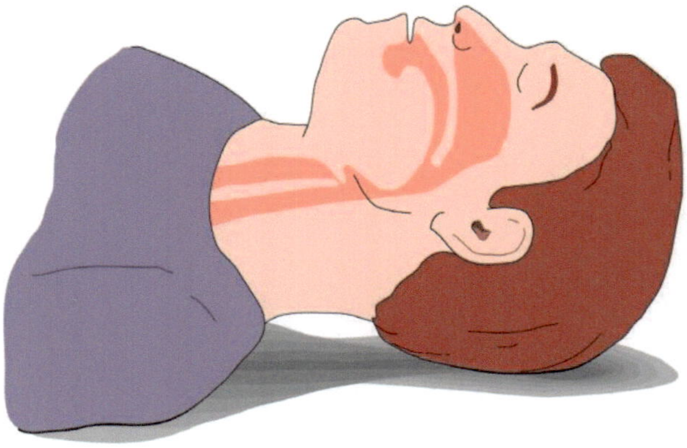

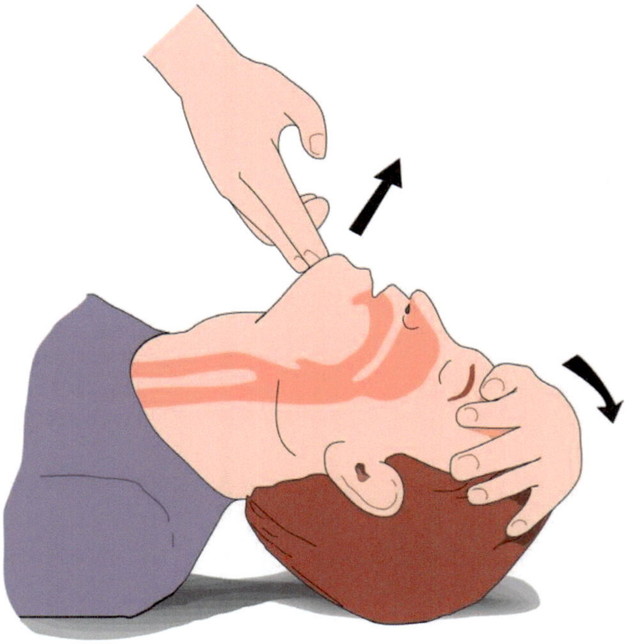

En caso que se sospeche una lesión a nivel cervical y no pueda realizarse la extensión de la cabeza, se procederá a efectuar la maniobra de subluxación anterior de la mandíbula, sin mover el cuello o columna.

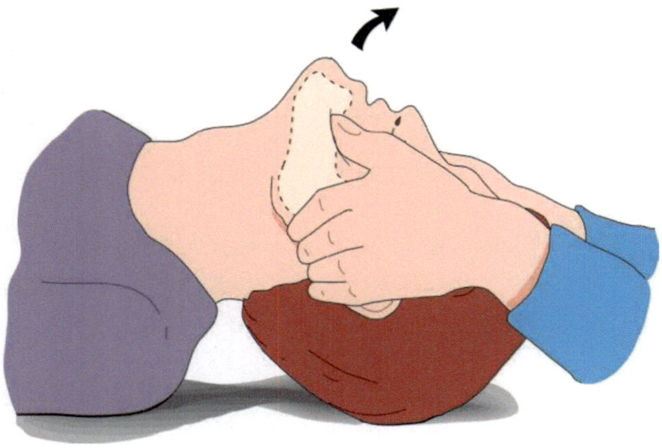

Nos colocaremos el lado de la cara cerca de la boca y nariz de la persona afectada, con la mirada hacia su tórax. De esta manera podremos notar si sale aire de sus vías aéreas y, al mismo tiempo, observar si hay movimientos respiratorios del tórax o del abdomen. A veces, también nos puede ayudar un pequeño vidrio o espejo, por ejemplo la pantalla de un móvil, para ver si hay vaho en las respiraciones superficiales y que no podemos detectar claramente. No hay que estar más 10 segundos intentando detectar si la persona respira.

En caso que la persona respire, se supone que su corazón late y lo colocaremos en una posición de seguridad mientras pedimos ayuda. En este caso, iremos controlando que la respiración se mantiene mientras llega ayuda, y no moverlo si hemos visto o nos han explicado que es un accidentado traumático. Cuando no se ha presenciado el accidente es mejor siempre suponer que es un traumático y evitar mover el afectado, o sólo lo imprescindible para hacer la reanimación.

En caso que constatemos que la persona no respira o que tiene una respiración anormal, se debe pedir ayuda, mirar si hay algún DEA cerca y pasar a hacer la reanimación, como se explicará más adelante. En los primeros minutos de un paro cardíaco es posible que la persona respire con dificultad (da bocanadas aisladas, ruidos...), ante cualquier duda con una respiración normal, se actuará pensando en el peor de los casos, que no lo es.

FUNCIÓN CARDÍACA

Esta función se explora principalmente mediante el **pulso**, que es un indicativo periférico del latido cardíaco. El latido se explora generalmente con un fonendoscopio, aunque, excepcionalmente, puede colocarse directamente la oreja sobre el tórax, como se hacia antiguamente. La manera más práctica es tomar el pulso.

El pulso se toma en arterias de calibre grande y mediano, y que pueden ser localizadas con cierta facilidad. Hay que tener en cuenta:

- El pulso se palpa en arterias. Las principales son de gran y medio calibre y que tengan un curso superficial fácilmente palpable.
- El pulso se palpa con el dedo índice y medio. No se debe palpar el pulso con el dedo gordo, debido a que éste tiene cierto pulso y podríamos confundir esta sensación con un pulso de la persona accidentada.
- La arteria de referencia es la carótida común, situada a ambos lados de la nuez del cuello. Es una arteria del sistema central, es decir, siempre va a mantener pulso si hay función cardíaca, ya que es la que se dirige al encéfalo. Sólo debe tomarse el pulso en uno de los lados a la vez, debido que la manipulación de ambos lados puede, por mecanismos reflejos, disminuir la frecuencia cardíaca. Esto es debido a barorreceptores situados en la bifurcación carotídea y que pueden interpretar esa manipulación

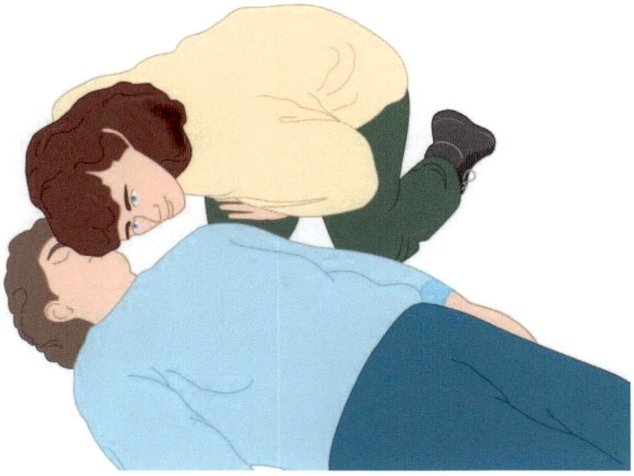

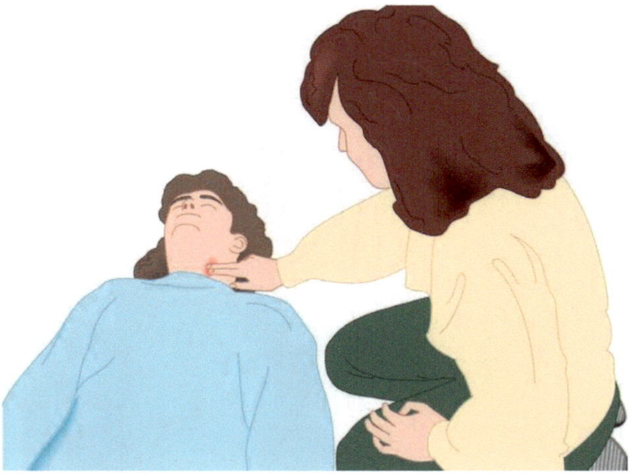

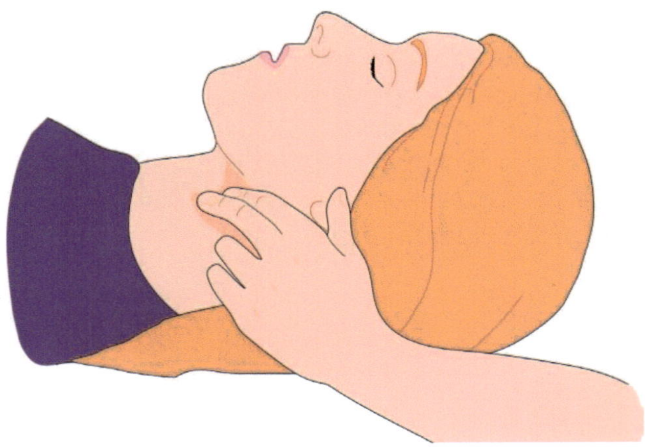

bilateral como un aumento de la tensión sanguínea, lo que provoca un reflejo con el fin de disminuirla.

- Las arterias periféricas pueden perder pulso si hay una afectación que requiera mayor cantidad de sangre en los órganos internos, por esta razón es mejor valorarlo en la carótida común.

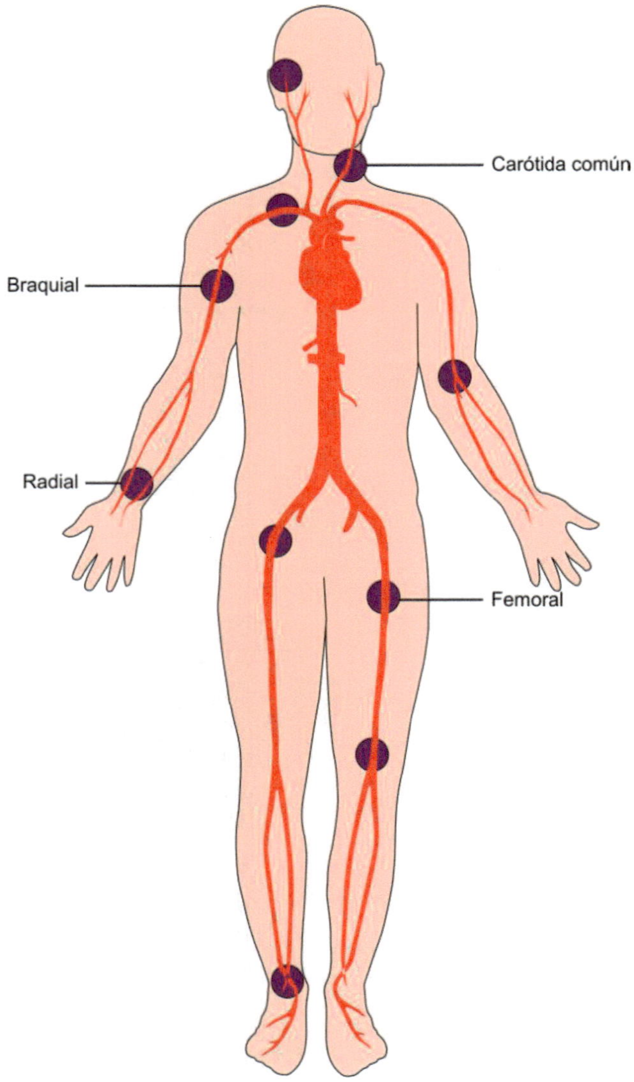

- Hay que conocer las arterias de diferentes partes del cuerpo. En caso de atrapamiento y no poder acceder a la arteria carótida común, debemos tener otras opciones más periféricas. Estos pulsos también se usan clínicamente para saber la perfusión que llega a los miembros. Entre las principales arterias por regiones tenemos:
    - Cuello y cabeza: carótida común y temporal superficial
    - Miembro superior: braquial y radial
    - Miembro inferior: femoral, poplítea y dorsal del pie
- Lo primero que hay que valorar es que haya pulso y, secundariamente, la frecuencia cardíaca y otros parámetros que comentaremos.
- En los neonatos, niños pequeños y personas con cuellos gruesos, se puede dificultar la palpación de la arteria carótida, con lo que buscaremos una de las otras opciones que hemos comentado, principalmente la arteria braquial.

Podemos distinguir dos patologías cardíacas que producen isquemia, la angina de pecho y el infarto de miocardio.

En la angina de pecho hay una obstrucción parcial de alguna de las arterias que irrigan el corazón. Puede que en las actividades de la vida cotidiana pase desapercibida pero cuando se realiza un esfuerzo físico que requiere un mayor aporte sanguíneo se produzcan los síntomas clásicos de dolor cardíaco y zonas reflejas, disnea..., que suelen desaparecer al poco tiempo si la persona reposa, o con la administración de fármacos vasodilatadores cardíacos.

En cambio, el infarto de miocardio es una obstrucción total de alguna de las arterias del corazón que provoca la muerte del tejido cardíaco que depende de ella (necrosis), dejando una zona infartada y sin capacidad contráctil. Las molestias son persistentes con dolor precordial que puede irradiar hacia el brazo izquierdo, cuello..., disnea y taquipnea, la piel se vuelve pálida, el pulso irregular. La evolución en casos severos puede llevar a la pérdida de consciencia, paro cardíaco y respiratorio.

En este caso hay que calmar a la persona, que se coloque en posición de reposo semiincorporado y activar la cadena de asistencia. Hay que esperar controlando los signos vitales y, si se da el caso, realizar las maniobras de soporte vital básico.

RESUMEN

- Seguridad propia y del afectado, ponernos en un lugar seguro fura de riesgo. Tomar medidas de autoprotección.
- Iniciar la cadena de soporte llamando al teléfono de emergencias 112 y dar todos los datos posibles sobre localización, número de afectados y tipo de lesión.
- Si no hemos visto el accidente se abordará como una lesión traumática.
- Valoración del nivel de conciencia, preguntando al accidentado y estimulándolo.
    - Si está consciente, mantener la calma y vigilar mientras llega la ayuda.
    - Si no está consciente, valorar signos vitales.
- Valoración de la respiración, maniobra frente-mentón o subluxación mandibular, y nos acercamos a sus vías aéreas para notar el aliento y mirar si hay movimientos respiratorios.
    - Si respira, vigilar y esperar la ayuda.
    - Si no respira, empezar maniobras de reanimación.
- Valorar la función cardíaca tomando el pulso.
    - Si hay función cardíaca, vigilar y esperar ayuda.
    - Si no hay función cardíaca, empezar maniobras de reanimación.

Casos prácticos. Realiza los pasos a seguir para activar la cadena de socorro y la valoración inicial en las siguientes situaciones.

- En una estación de tren concurrida, la persona se desvanece y parece inconsciente.
- Por la noche, paseando por la ciudad en una calle no concurrida, nos encontramos a una persona que con signos de dolor en el pecho está sentada en un banco.
- Una persona anciana aparece en el suelo en un parque de la ciudad.

EXPLORACIONES SECUNDARIAS O COMPLEMENTARIAS

Una vez explorados los signos vitales básicos y estamos seguros de que hay función respiratoria y cardíaca, podemos hacer valoraciones complementarias.

NIVEL DE CONCIENCIA

Hay dos maneras de clasificación, una más funcional y rápida, y otra que sigue la escala de Glasgow y se usa en traumatismos craneoencefálicos.

La valoración funcional rápida divide los estados de conciencia en:

- **Consciente.** Responde a todos los estímulos.
- **Obnubilado.** Reacciona ante ciertos estímulos verbales pero parece desorientada y da respuestas incoherentes.
- **Inconsciente y reactivo** sólo mediante estímulos dolorosos.
- **Inconsciente y arreactivo,** no reacciona ante ningún estímulo.

La escala de Glasgow, aqué mostrada la de adultos, se suele utilizar en pacientes que han sufrido un traumatismo craneoencefálico reciente. Se evalúan tres parámetros de respuesta (ocular, motora y verbal), el valor más bajo de cada uno es 1, por lo que el valor mínimo de la escala es 3, y el máximo 15. La puntuación se mide como se muestra en la tabla.

Esta clasificación de Glasgow también se conoce como la escala del coma. El coma es un estado de pérdida de consciencia prolongada con ausencia de los reflejos protectores. Puede mantener los signos vitales básicos pero no responde ante estímulos, por lo que es la pérdida de consciencia más profunda.

Parámetro	Tipo de respuesta	Puntuación
Respuesta ocular, abre los ojos	Espontáneamente	4
	Al pedírselo verbalmente	3
	Al dolor	2
	Sin respuesta	1
Respuesta verbal	Orientado y conversa	5
	Desorientado y habla	4
	Palabras inapropiadas	3
	Sonidos incomprensibles	2
	Sin respuesta	1
Respuesta motora	Sigue órdenes verbales	6
	Localiza el estímulo doloroso	5
	Retirada ante un estímulo doloroso	4
	Respuesta en flexión (postura de decorticación)	3
	Respuesta en extensión (postura de descerebración)	2
	Sin respuesta	1

Nivel del TCE	**Puntuación**
Leve	13-15
Moderado	9-12
Grave	Menor de 8

Se puede llegar al coma de diferentes maneras: traumatismo, tóxico-medicamentoso, metabólico, neurológico, etc. En todos los casos hay que poner en marcha la cadena de socorro, vigilar los signos vitales y colocar a la persona en posición de seguridad lateral (si no es traumático).

Un estado de alteración de la consciencia es la lipotimia. Generalmente se da una pérdida transitoria de corta duración y que se instaura de forma más o menos rápida, la persona es consciente que va perdiendo la consciencia. Las causas pueden ser muy variadas, desde impresiones emocionales, calor excesivo o dietas estrictas. La persona nota un sudor frío, la piel pálida, sensación de mareo, luces, acúfenos... Hay que trasladar a la persona a un lugar fresco, colocarla en decúbito supino y con las piernas ligeramente elevadas.

El síncope, por su parte, es una alteración brusca de la irrigación cerebral que provoca una pérdida de consciencia rápida que puede acompañarse de una caída o traumatismo. Hay diferentes causas como problemas cardíacos, estimulación parasimpática (reflejo vasovagal), tos persistente... La piel está fría, pálida y se observa midriasis pupilar. Se actúa de manera similar a la lipotimia, teniendo en cuenta que en este caso la persona puede caer bruscamente. Hay que vigilar las constantes y poner en marcha la cadena de socorro si no recupera en breve la consciencia, posteriormente aconsejar que visite un médico.

VALORACIÓN NEUROLÓGICA

Aunque este apartado es muy complejo, nos fijaremos en tres focos principales: pupilas, respuestas sensitivas y motoras.

Pupilas. El control de las pupilas depende el sistema simpático, dilatación, y parasimpático, constricción. Las fibras nerviosas llegan al ojo mediante el nervio craneal III (nervio oculomotor), que se origina en el tronco del encéfalo.

En las pupilas debemos observar:

- Reacción a la luz. Es un reflejo consensuado, es decir, si aplicamos luz a uno de los dos ojos se deberían cerrar las dos pupilas. Esta exploración se realiza primero en un ojo y luego en el otro. Podemos encontrar pupilas:
    - Reactivas. Reflejo normal y consensuado
    - Arreactivas. Una o las dos no responden a la luz.
- Tamaño de las pupilas. Podemos encontrar:
    - Contraída (miosis)
    - Dilatada (midriasis)

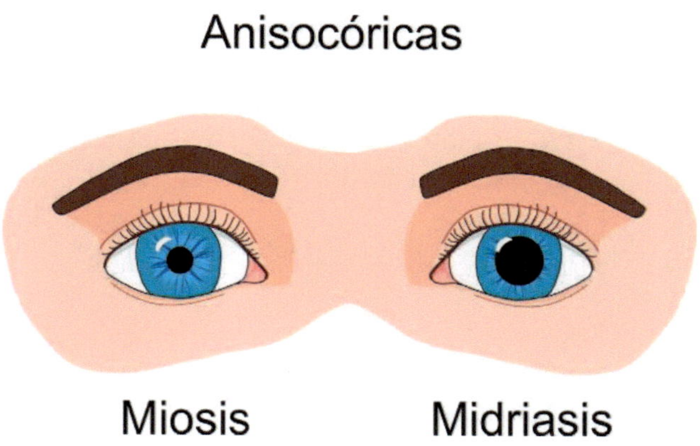

- Simetría de las pupilas. Podemos encontrar:
    - De igual medida - Isocóricas
    - De diferente medida - Anisocóricas

En cuanto a la respuesta sensitiva, podemos ver si la persona percibe estímulos táctiles en diferentes partes del cuerpo, sin que se mueva o vea donde le estamos tocando. Esta evaluación sirve para testar las vías sensitivas que van desde la piel hasta el cerebro.

En cuanto a la respuesta motora, damos órdenes para que mueva las partes distales de los miembros inferiores, los dedos de los pies, los tobillos, sin producir un movimiento de todo el cuerpo. También se puede valorar que mueve los dedos del miembro superior o de la expresión facial, como abrir y cerrar los ojos, etc. Este tipo de pruebas sirven para valorar las vías motoras que van desde el cerebro, bajando por la médula espinal, hasta los nervios que llegan a los músculos. Los movimientos distales de los dedos de los pies siempre son un buen pronóstico, ya que son las vías más largas y han recorrido la médula espinal hasta su parte más caudal.

La exploración neurológica completa y las conclusiones que se deban sacar deberán realizarla personal médico cualificado. Lo expuesto anteriormente son pruebas básicas que pueden proporcionar información esencial de manera rápida.

VALORACIÓN DE LA FUNCIÓN RESPIRATORIA

Una vez comprobado que la persona respira, puede ser útil obtener otros parámetros para valorar el estado general.

Si tenemos en cuenta la frecuencia respiratoria (ventilaciones por minuto), los parámetros normales (eupnea) se sitúan entre 12-16.

- Taquipnea. Cuando la frecuencia respiratoria es superior a 20 ventilaciones por minuto.
- Bradipnea. Cuando la frecuencia respiratoria es inferior a 12 ventilaciones por minuto.

Si tenemos en cuenta el ritmo, podemos:

- Respiración rítmica o regular, es el parámetro normal.
- Respiración arrítmica o irregular. Podría ser un signo de lesión neurológica.

Si tenemos en cuenta la profundidad o volumen:

- Respiración profunda (batipnea)
- Respiración superficial. Por ejemplo, si hay dolor al respirar como en una lesión costal.

También debemos conocer el término "disnea", que se refiere a la dificultad para respirar, es decir, la sensación de ahogo que puede tener una persona.

VALORACIÓN DE LA FUNCIÓN CARDÍACA

Como hemos comentado, la función cardíaca se valora mediante el pulso que encontramos en las arterias, principalmente usamos la arteria carótida común. El pulso es un indicativo periférico de los latidos del corazón.

Podemos valorar la frecuencia cardíaca (número de latidos por minuto) contando el número de latidos en un período determinado y extrapolar al minuto. Por ejemplo, 8 latidos en 6 segundos es igual a 80 latidos por minuto; 20 latidos en 15 segundos son 80 latidos por minuto, etc. En cuanto a la frecuencia cardíaca podemos encontrar:

- 60-100 pulsaciones por minuto, valores normales sin actividad física asociada.
- Taquicardia. Más de 100 pulsaciones por minuto sin actividad física asociada, es decir, en condiciones de reposo o basales. Este signo lo podemos encontrar en lipotimias, hemorragias intensas, enfermedades cardíacas, etc.
- Bradicardia. Menos de 60 pulsaciones por minuto en reposo. En atletas y personas con una buena condición física cardiovascular puede ser normal. Las bajas pulsaciones pueden comprometer la perfusión de sangre hacia los tejidos.

Si tenemos en cuenta el ritmo:

- Rítmico. El pulso mantiene un ritmo constante.
- Arrítmico. El pulso evidencia cambios de ritmo (acelaraciones-desaceleraciones, pequeñas paradas, etc.)

Si tenemos en cuenta el flujo:

- Pulso débil. Comparar con nuestro propio pulso. Puede ser por falta de fuerza del corazón o taponamiento arterial.
- Pulso fuerte. Debe ser el normal, aunque hay que atender también a una posible hipertensión.

La falta de pulso en las extremidades puede comprometer la perfusión, el flujo de sangre, a las zonas distales. Estas zonas pueden presentar claudicaciones, fallo muscular por falta de sangre. La persona debe parar constantemente para recuperarse. Además, las zonas distales aparecen frías y pálidas.

EXPLORACIÓN DEL RESTO DEL CUERPO

La exploración sistémica puede ser muy amplia, aunque hay que atender básicamente a signos de fracturas (se detecta deformidad del cuerpo), hemorragias (internas y externas) y hematomas, zonas dolorosas, etc.

Asimismo, hay que obtener información de lo que ha podido pasar, siempre que haya habido testigos. De manera inmediata se debería saber:

- ¿Qué ha pasado? Para poder evitar nuevos accidentes en el lugar y saber si es un accidentado traumático o no.
- Los antecedentes personales, para conocer si hay alguna patología o factor predisponente a sufrir el accidente.
- Conocer la última ingesta. Esto es especialmente útil porque puede haber vómito, con riesgo de broncoaspiración. También es un dato por si hay que intervenirlo.
- Si toma alguna medicación que pueda explicar su estado, o pueda interferir con posteriores tratamientos.
- Si tiene alergia a algún producto o animal.

También se puede intentar obtener información de la piel, de las mucosas y de la temperatura, entre otros signos.

POSICIONES DE SEGURIDAD Y ESPERA

Si la persona está en estado inconsciente y no ha habido lesión traumática, se suele colocar en posición lateral de seguridad (PLS). Es una posición estable y que permite evacuar un posible vómito.

Después de colocar a la persona en esa posición se debe continuar la vigilancia de sus signos vitales, por si hubiera algún cambio inesperado, hasta que llegue el equipo de socorro.

Si se sospecha un traumatismo a la columna, ésta ha de moverse lo menos posible y mantener al accidentado en una posición lo más alineada y estable posible. El decúbito supino nos permite esto, además de poder proporcionar soporte vital básico en caso que fuera necesario.

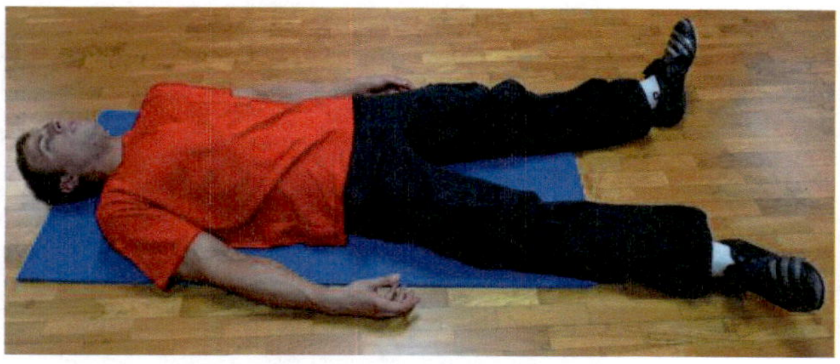

Posición de decúbito supino

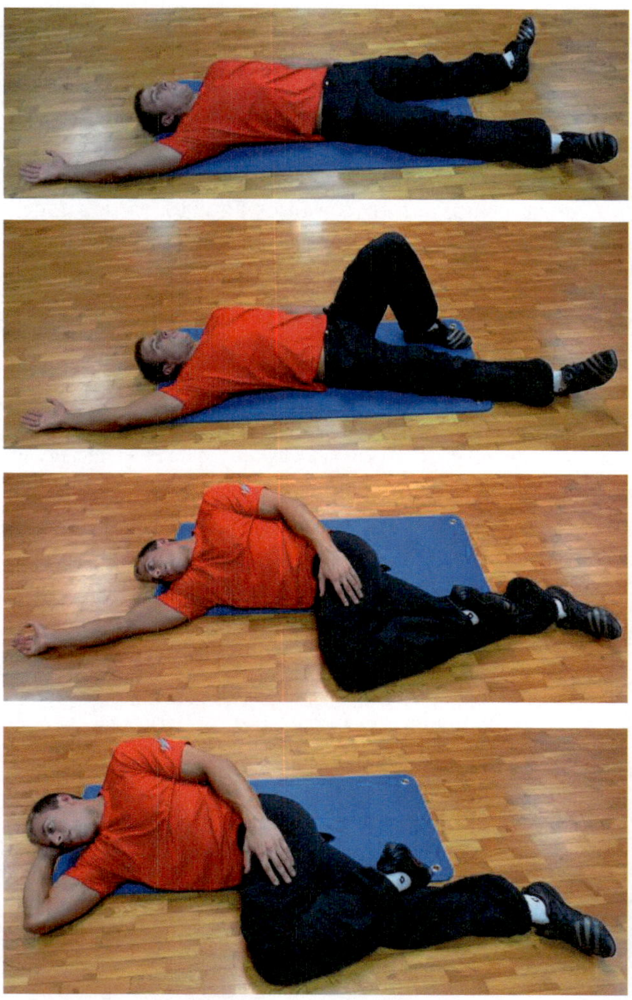

Transición del decúbito supino a la posición lateral de seguridad en caso no traumático

Si se sospecha un shock o hemorragia interna, así como una falta de perfusión al cerebro (desvanecimiento), hay que asegurar el aporte de sangre a los órganos vitales. Para ello colocaremos a la persona en decúbito supino con los miembros inferiores elevados.

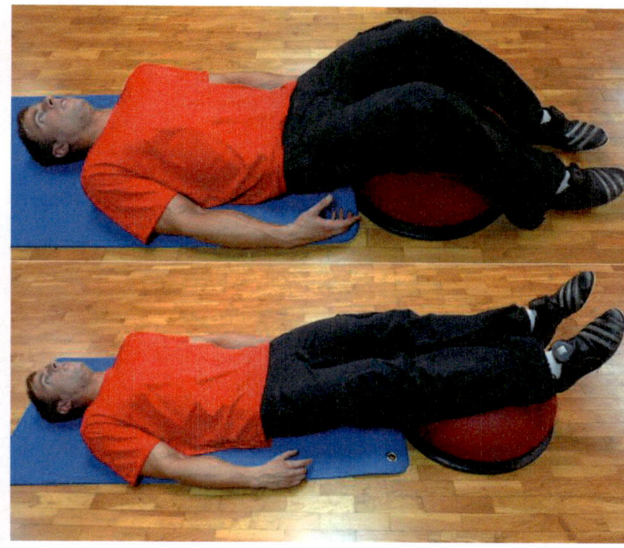

En caso que el accidentado tenga problemas respiratorios o torácicos se optará por incorporarlo 50-90º.

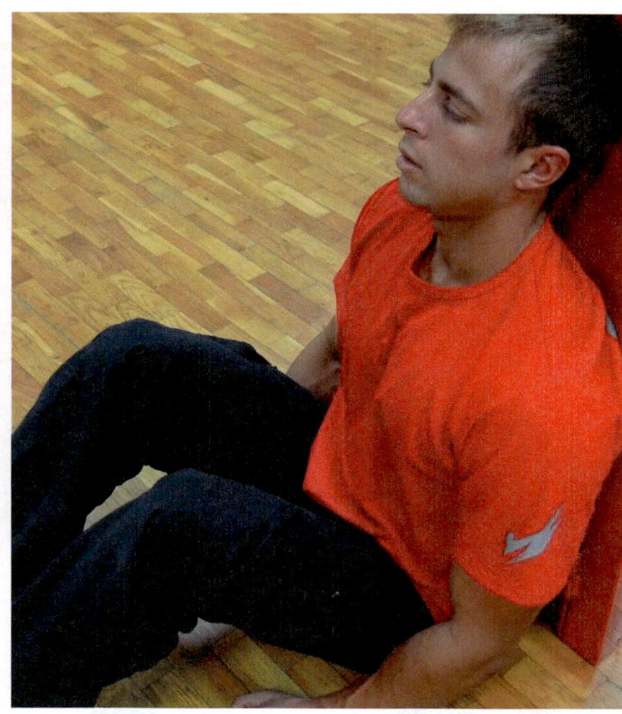

SOPORTE VITAL BÁSICO

OBSTRUCCIÓN DE LAS VÍAS AÉREAS Y PARO RESPIRATORIO

La presencia de un cuerpo extraño en la vía aérea puede comprometer el paso de aire entre el exterior y los pulmones. Se compromete tanto la entrada de oxígeno (inspiración) como la eliminación de dióxido de carbono (espiración).

Esta situación se puede producir por la ingestión de alimentos que no han sido suficientemente segmentados o cuerpos extraños, como en los niños. Otra situación de urgencia es la inflamación de la glotis, tumefacción principalmente de origen alérgico que restringe el paso del aire.

Podemos tener obstrucción:

- **Incompleta.** Se oyen sonidos respiratorios (sibilancias), ataque de tos reflejo o ronquera, y no hay cianosis (color azulado de la piel), ya que aun hay una cierta ventilación. La persona devendrá agitada, generalmente no hay pérdida de conciencia, e intentará expulsar el cuerpo extraño con tos enérgica.

  En este caso hay que dejar que la persona expulse por sí misma el cuerpo extraño, animarlo a que tosa enérgicamente. No hay que dar golpes en la espalda que pudieran moverlo y provocar una obstrucción completa. En general, se suele acabar con la expulsión del cuerpo extraño.

- Completa. El cuerpo extraño tapona completamente la vía aérea y no permite la ventilación. Si no hay paso de aire no se oyen sonidos respiratorios, el accidentado no puede hablar ni toser. La agitación y pánico es muy evidente ante la sensación de muerte inminente, pudiendo hacer movimientos convulsos. En una primera instancia se mantendrá la conciencia, pero posteriormente, por la falta de aire, aparecerá debilidad y caerá insconsciente. Esta falta de aire mantenida puede llevar con el tiempo a una parada cardíaca y lesiones permanentes en los tejidos más sensibles a la falta de oxígeno. Se considera que el tejido más sensible son las neuronas cerebrales y que, a los 3-5 minutos, empieza a fallar también el miocardio.

En caso que el accidentado esté consciente (exceptuando bebés, mujeres embarazadas y personas obesas), hay que realizar 5 percusiones y, si no funcionan, la maniobra de Heimlich.

- Retirar cualquier objeto de la boca.
- Sujetar el pecho con una mano e inclinar la víctima hacia adelante, colocándonos a un lado.
- Dar 5 golpes enérgicos en la espalda alta con la otra mano.

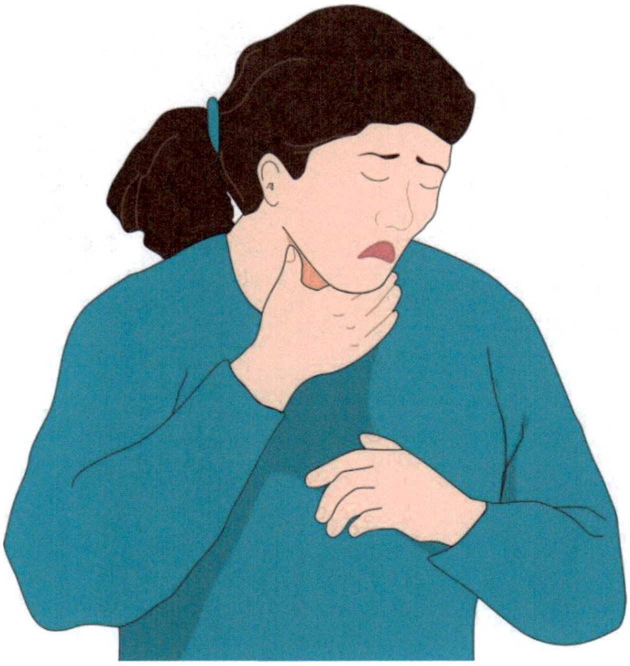

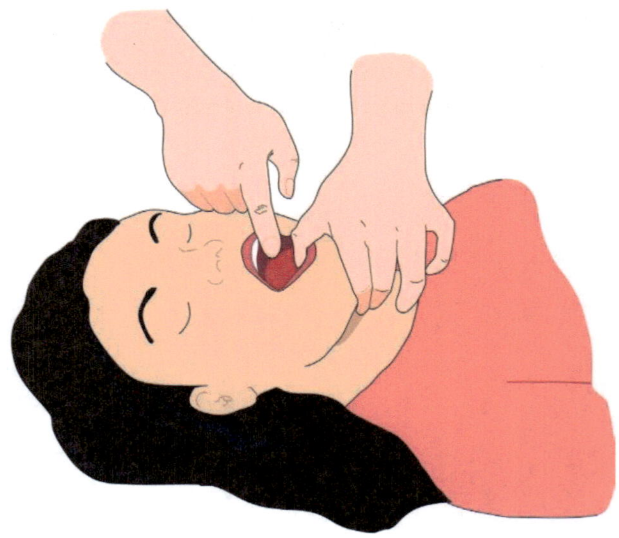

- Si la maniobra anterior no ha funcionado, realizaremos la maniobra de Heimlich.
- De pie, desde atrás, colocar nuestros brazos alrededor de la cintura del afectado.
- Cerrar un puño y con la otra mano sostenerlo.
- Se hace un movimiento firme y de gran presión desde el abdomen (epigastrio, por encima del ombligo) hacia los pulmones.
- Repetir varias veces hasta que salga el cuerpo extraño.

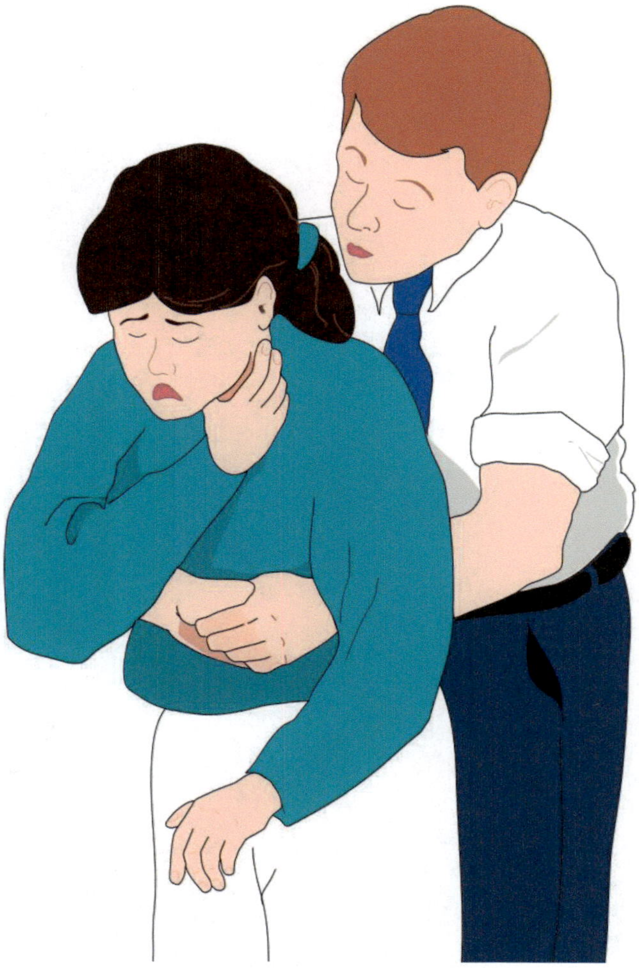

En caso de que la persona esté inconsciente, también llegará a este punto si la maniobra anterior falla:

- Estiramos la persona en decúbito supino con la cabeza ladeada y boca abierta.
- Nos colocamos de rodillas a ambos lados de sus caderas.
- Con el talón de la mano y reforzado a nivel de la muñeca por la otra, ejercemos una presión desde el epigastrio hacia los pulmones.
- Repetimos varias veces la maniobra, 6-8 veces.
- Observaremos si ha expulsado algo explorando la boca antes de empezar un nuevo ciclo de maniobras.

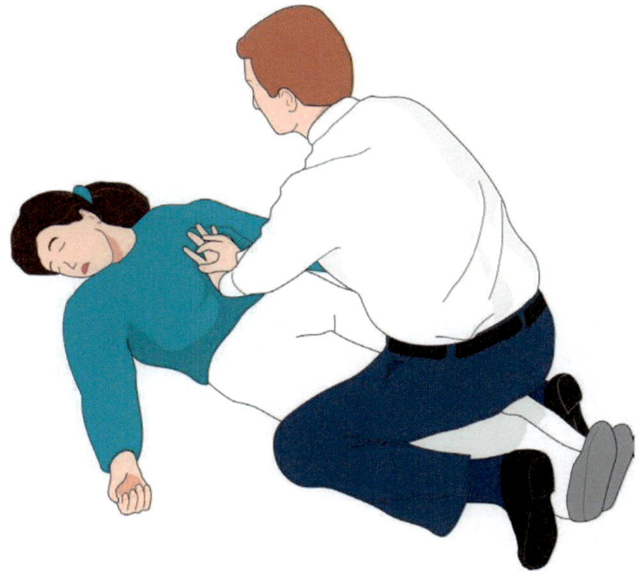

Es probable que la persona vomite después de la expulsión del objeto, por lo que habrá que colocarla en posición de espera lateral.

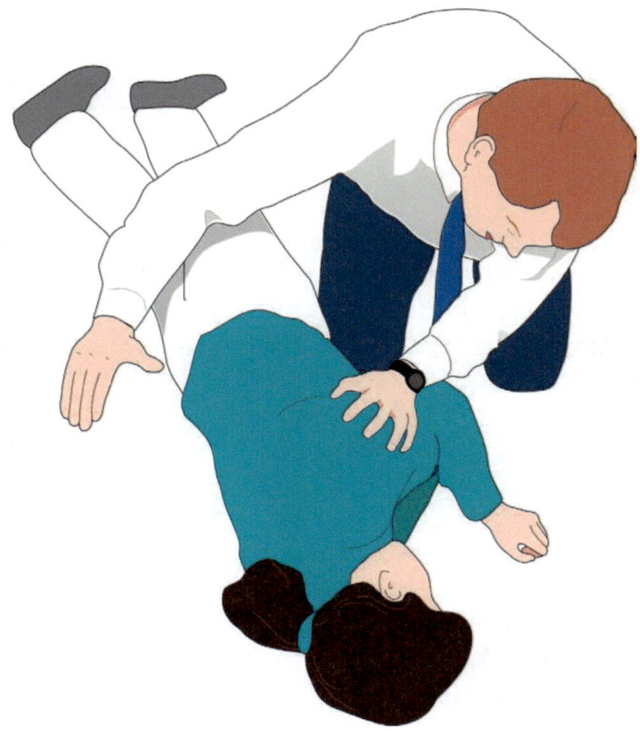

En el caso de embarazadas y personas obesas, la maniobra se realiza unos dos dedos por debajo del final del esternón, de la apófisis xifoides. Ya sea de pie o en decúbito supino, dependiendo del estado de consciencia.

Si las maniobras anteriores no funcionaran, se considera la posibilidad de hacer una respiración boca-boca, con el fin de empujar caudalmente el cuerpo extraño y que quede impactado en uno de los dos bronquios, dejando libre el otro. Más adelante se explicará cómo se realiza la maniobra boca-boca.

En ningún caso hay que hacer una incisión o agujero a nivel de la tráquea si no es por una persona cualificada, ya que los casos en que se deben hacer son excepcionales y, además, el cuerpo extraño podría estar por debajo del lugar donde se ha hecho el orificio, siendo inútil y aumentando el riesgo de infección.

A parte de las obstrucciones de las vías aéreas hay otras causas que pueden producir un paro respiratorio:

- Pérdida de consciencia y del tono muscular que provoca la caída de la lengua hacia atrás, cerrando la vía aérea.
- Traumatismos
- Ahogamiento en el mar
- Asma o alergias que provoquen la inflamación de las vías aéreas
- Gases y substancias tóxicas
- Ciertos medicamentos...

En las nuevas guías de procedimientos del 2010, ya no se realizan insuflaciones de rescate como primera maniobra sino que se empieza directamente con las compresiones, debido a que se considera el origen más probable del paro respiratorio un paro cardíaco. Tampoco perder tiempo buscando cuerpos extraños en la boca ya que se pierde tiempo esencial y, en caso que haya, se pondrá de manifiesto cuando la maniobra de boca-boca no logre expandir el tórax si se ha realizado bien.

Después de 30 compresiones iniciales se realizarán dos insuflaciones, como comentaremos. En algunos botiquines hay mascarillas faciales que permiten realizar la maniobra del boca-boca con mayores garantías de seguridad para la persona que socorre, aunque es más difícil disponer en la cotidianeidad.

El procedimiento básico para realizar la maniobra de boca-boca es:

- Colocar a la persona en decúbito supino.
- Abrir las vías aéreas mediante la maniobra frente-mentón. Situados al lado del afectado colocamos una mano en la frente y los dedos en el mentón, realizando una suave extensión de la cabeza y elevando el mentón.
- En caso que se sospeche una lesión a nivel cervical y no pueda realizarse la extensión de la cabeza, se procederá a efectuar la maniobra de subluxación anterior de la mandíbula, sin mover el cuello o columna.
- Tapar la nariz del accidentado haciendo pinza con una mano, evitará que el aire salga por la nariz.
- Hacer una inspiración profunda.
- Sellar los labios con los de la persona afectada y espirar profundamente durante un segundo.
- Hay que observar que hincha el tórax y no el abdomen. Cuando se eleva el tórax es un signo de que llega aire a los pulmones. Cuidado si se hincha el abdomen, quiere decir que no hemos colocado bien a la persona y entra aire en el estómago, con riesgo de vómito.
- Si no pasa aire debemos comprobar nuevamente que hemos realizado bien la maniobra frente-mentón o subluxación mandibular. Tampoco hemos de descartar que haya un cuerpo extraño que obstruya la vía aérea.
- Hay que apartarse y dejar que el aire salga de forma pasiva antes de hacer una nueva insuflación.
- Realizar dos insuflaciones completas no debería pasar de unos 5 segundos.

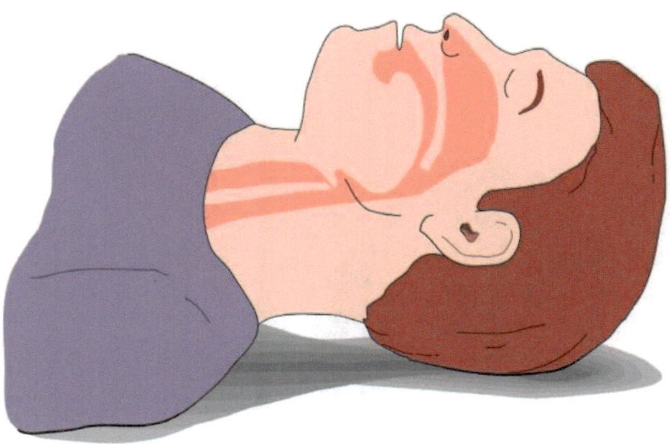

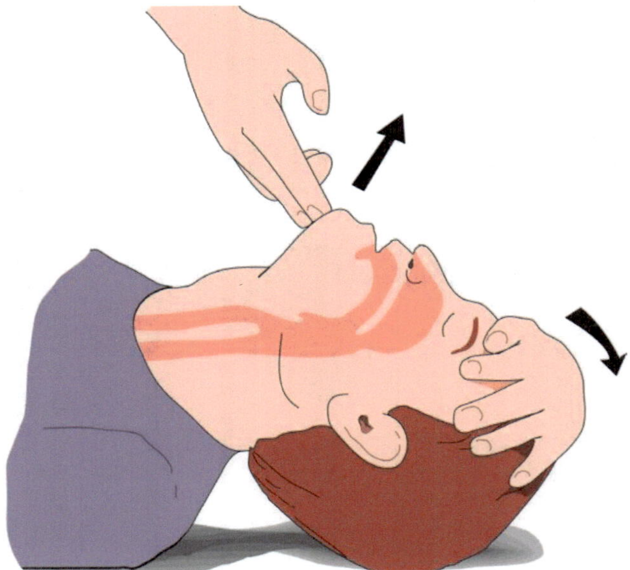

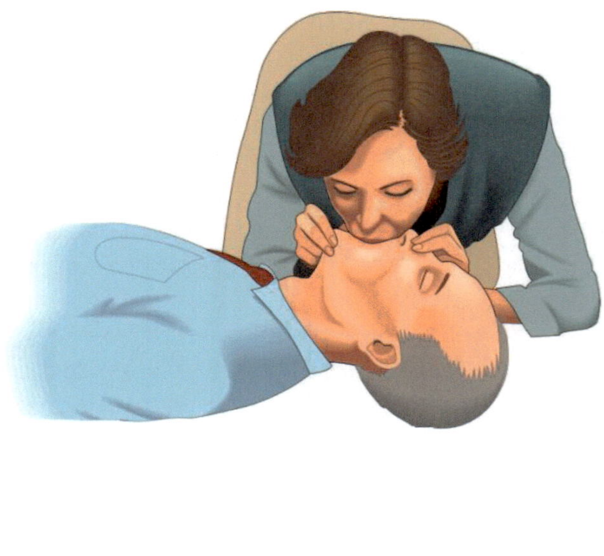

En caso que la persona tenga una herida importante en la boca, se realizará la misma maniobra por la nariz.

En el caso de niños pequeños, se tratará de sellar con la boca de la persona que socorre la nariz y boca del niño.

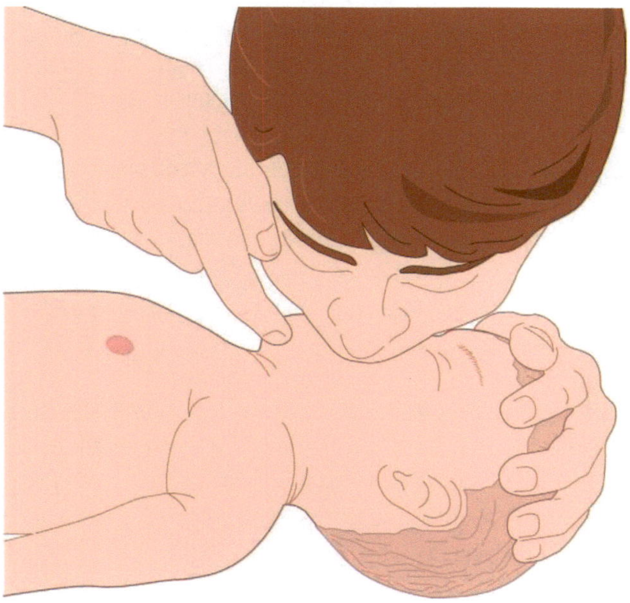

Hay que mantener un ritmo constante y pausado mientras llega la ayuda, evitando hiperventilarnos. Asimismo, hay que ir controlando la función cardíaca con el pulso, ya que la falta de ventilación y oxigenación pueden llevar al paro cardíaco.

Un instrumento muy útil para ventilación es el Ambu®, consiste en una bolsa autohinchable que puede ir conectada a un reservorio de oxígeno. La presión sobre esta bolsa hace pasar el aire a través de una válvula unidireccional y, finalmente, a una mascarilla que se ajusta a la nariz y boca del accidentado, que debe tener la cabeza en la posición correcta.

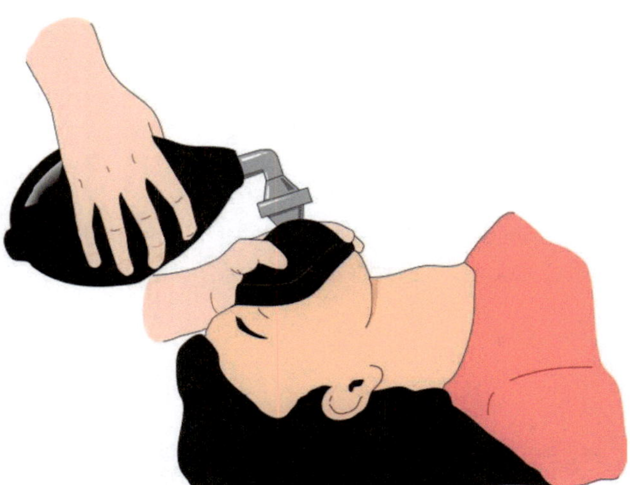

PARO CARDÍACO (CARDIORRESPIRATORIO)

La ausencia de pulso central, arterias carótidas, es un indicativo que hay una parada cardíaca, es decir, que el corazón ha dejado de latir. Esto conlleva un cese del flujo sanguíneo y oxigenación de los tejidos, provocando la muerte celular a los pocos minutos. Como dijimos, las neuronas y el miocardio son muy sensibles a esta situación de hipoxia, pudiendo llegar a la muerte celular (infarto).

Por esta razón, cuando el corazón deja de latir, es necesario realizar una maniobra de masaje cardíaco externo, con el fin de bombear sangre hacia los tejidos y retardar en lo posible los efectos de la falta de perfusión a los tejidos. Esto servirá mientras llega ayuda de camino con maquinaria adecuada para la reanimación cardíaca. Actualmente se dispone en lugares donde hay mucha circulación de persona de desfibriladores automáticos (DEA), que son útiles en caso de fibrilación. No obstante, hay ocasiones en que el masaje cardíaco es la única maniobra posible mientras esperamos ayuda.

El protocolo a seguir en caso de paro cardíaco:

- Nos situamos de rodilla a lado de la persona afectada.
- Comprobar que la persona está inconsciente
- Si está inconsciente y no respira o tiene una respiración anormal, realizar 30 compresiones.
- Colocar el talón de una mano en el tercio inferior del esternón, mientras la otra mano refuerza la muñeca de la primera o entrelazamos los dedos. En las indicaciones más recientes se ha optado por realizar una colocación directa de las manos, que ahorra tiempo. Antes, se decía que se colocara el talón de la mano un dedo por encima de la apófisis xifoides, pero se perdía un tiempo esencial en hacer mediciones que tampoco aumentaban significativamente la eficacia.
- Los brazos extendidos.
- Colocamos el peso de nuestro cuerpo encima de nuestros brazos, perpendiculares al esternón.
- Se realiza una compresión vertical (unos 5 cm, sin superar los 6 cm) aprovechando nuestro peso y con los brazos rígidos sobre el esternón del accidentado. Debemos observar una depresión del tórax, cuando comprimimos, y recuperación elástica de su forma (reexpansión completa) cuando soltamos. El tiempo de compresión y de expansión deberían ser similares.
- Seguiremos un ritmo de 100 compresiones por minuto e intentar que no hayan interrupciones o sean mínimas. No pasar de 120 compresiones minutos.
- Posteriormente, realizar 2 insuflaciones.
- Comprobar el pulso, si no hay, hacer 30 compresiones y 2 insuflaciones (30:2) de manera lo más continua posible mientras llega ayuda.

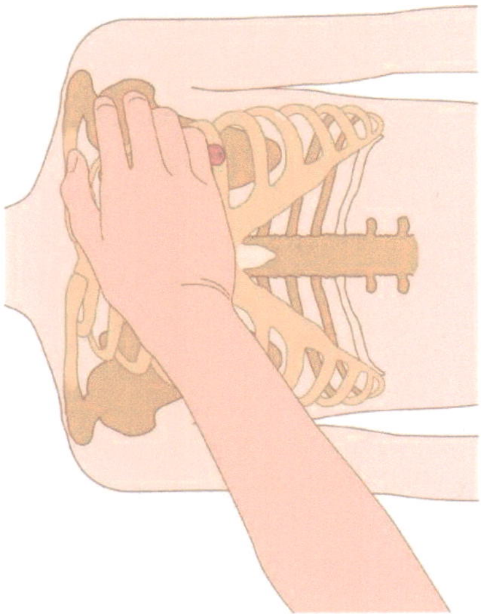

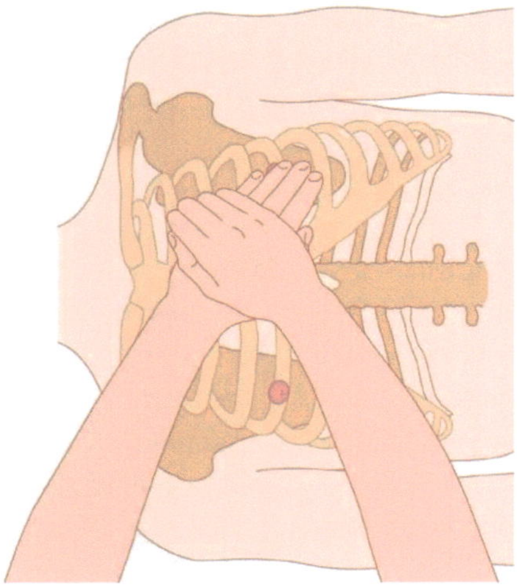

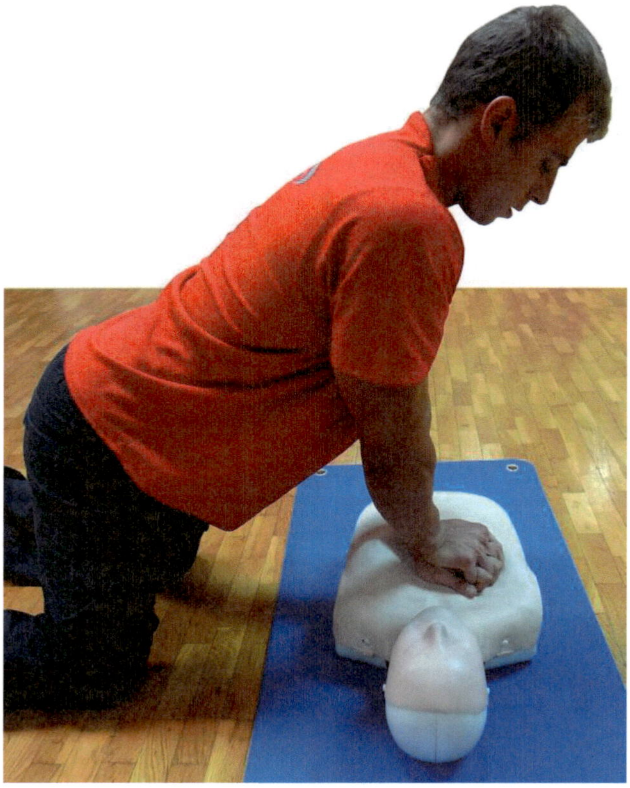

- Solo se pararán las maniobras cuando veamos que la persona recupera la consciencia, se mueve, abre los ojos y respira con normalidad. Si no, no hay que parar e intentar que haya la mínima interrupción posible en todo el proceso hasta que llegue la ayuda cualificada.

Si la persona que hace la reanimación no ha sido formada, o no quiere hacer insuflaciones, sólo realizará compresiones a ritmo de 100 de manera ininterrumpida (que no supere las 120), pero cerciorándose que las vías aéreas están perfectamente abiertas.

Ciertos estudios han demostrado que sólo las compresiones pueden ser perfectamente efectivas en los primeros minutos, pero no lo son tanto en caso de paros cardíacos de origen no cardíaco (asfixia, ahogados...). Por esta razón, la combinación de compresiones y ventilación sigue siendo el método de actuación de elección en profesionales.

Otra de las razones por las que muchos ciudadanos no harían el boca-boca es por el miedo a la transmisión de enfermedades, pero este riesgo es realmente muy bajo. No obstante, en caso de sospecha de que la persona padezca algún tipo de infección se tomarán las medias adecuadas.

Hay que tener un ritmo muy pautado, intentando retrasar la fatiga del que realiza la reanimación lo máximo posible.

Si hubiera la posibilidad de realizar las maniobras entre dos personas, se pueden cambiar las posiciones si la persona que realiza el masaje cardíaco empieza a tener síntomas de cansancio. La monitorización de los signos vitales es idéntica a la descrita anteriormente.

El soporte vital se finalizará cuando la persona recupere los signos vitales o llegue la ayuda de la cadena de socorro. También pudiera pasar que el agotamiento de la persona que realiza las maniobras lleve a que sean ineficaces

Puede pasar, con una mala técnica o en personas con factores predisponentes, que se pueda romper alguna costilla o esternón. En todo caso, no hay que parar de realizar la maniobra hasta que llegue la ayuda, debido a que mantener la función de bombeo es prioritaria.

Podemos resumir en el organigrama siguiente el protocolo de actuación ante una situación de soporte vital.

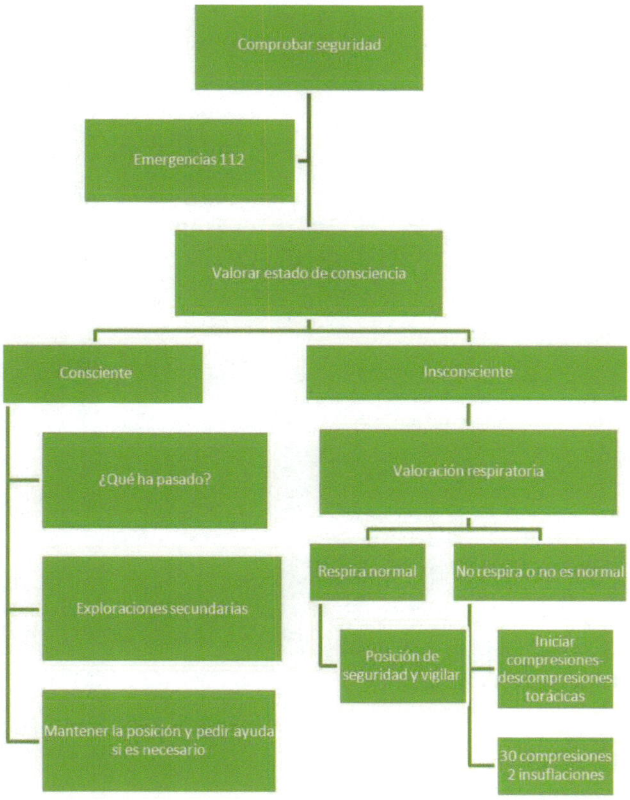

AHOGADOS EN MEDIO ACUÁTICO

En este caso, lo primero es sacar a la persona del agua. Hay que tener cuidado que no sea un traumático, por ejemplo, tirarse de cabeza en aguas de poca profundidad, con riesgo de lesión medular asociada.

Nunca hay que intentar sacar el contenido de agua de los pulmones, ya que podríamos provocar vómito asociado y no conseguir el objetivo. La actuación pasa por una valoración de los signos vitales y realizar las maniobras de soporte vital básico modificadas para este tipo de accidentes, si son necesarias.

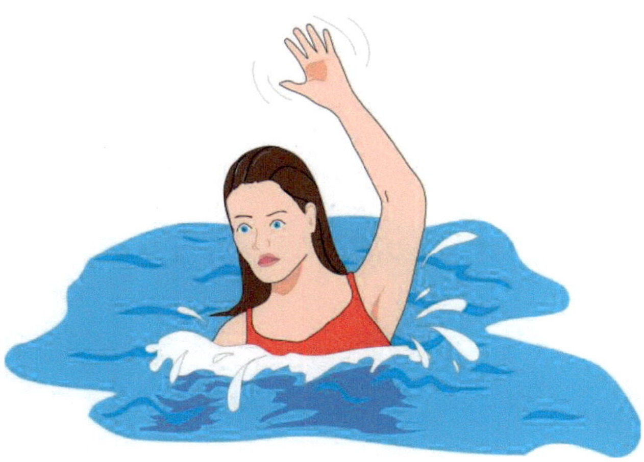

Si sólo hay una persona realizando la ayuda, se aplica la RCP durante 5 ciclos (2 minutos) antes de activar los servicios de emergencias. Si hay 2 socorristas, uno de ellos debe activar la cadena de ayuda inmediatamente.

En este tipo de casos siempre hay que derivar a la persona a un centro sanitario, aunque se recupere, porque suelen haber problemas asociados tardíos a la ingesta accidental de agua.

EL DESFIBRILADOR AUTOMÁTICO (DEA)

La fibrilación es una contracción descoordinada de las células musculares cardíacas que no permiten que el corazón lata y pueda bombear sangre.

La detección de la fibrilación y la rápida actuación (desfibrilación) en esta urgencia es básica para que nuestro marcapasos fisiológico del corazón vuelva a activarse, es decir, vuelva el ritmo cardíaco haciendo que las células del corazón se activen coordinadamente. Cada minuto que se retrasa una desfibrilación, el tanto por ciento de supervivencia decae en un 7-10%, por lo que se ha promovido la colocación de DEA en sitios estratégicos con gran afluencia de público.

Este dispositivo, DEA, es capaz de detectar ritmos cardíacos desfibrilables y realizar una descarga para reactivar el marcapasos fisiológico. A diferencia de los desfibriladores manuales hospitalarios, los DEA se han diseñado para un uso fácil, con instrucciones sencillas tanto visuales como verbales, algunos de ellos.

Cabe decir que no todos los ritmos son desfibrilables. El DEA desfibrilará en caso de encontrar una Fibrilación Ventricular/Taquicardia Ventricular sin pulso (si hay pulso, no hay paro cardíaco). En todo caso, el dispositivo avisa si hay que desfibrilar o no y, en caso de no ser desfibrilable, se usaría la RCP manual descrita.

El protocolo sería el mismo que el visto anteriormente, pérdida de consciencia, paro respiratorio y sin pulso. Si hay un DEA cerca, aparte de iniciar la cadena de ayuda:

- Mandar a una persona que conozca su ubicación mientras nos quedamos con el afectado y empezamos las maniobras básicas. No hay que dejar a la persona afectada sola excepto si no nos queda más remedio o el DEA está realmente cerca.
- Mientras se va a buscar el DEA se debería hacer la RCP. Si estamos solos y hemos vuelto con el DEA que estaba cerca, iniciaremos el proceso con el DEA.
- En la caja o verbalmente se nos darán las instrucciones. En primer lugar se colocan los parches, siempre en con-

tacto directo con la piel, a ambos lados del corazón, proximadamente por debajo del pezón izquierdo y por encima del derecho.

- Se conectan los parches a la máquina y ésta realiza una electrocardiografía.
- Si el ritmo es desfibrilable, se cargará la máquina y en ese momento, quien ha de pulsar el botón para la descarga, ha de avisar a todo el mundo que se aleje y que no toquen al accidentado.
- Una vez asegurados que nadie está en contacto con la víctima, se pulsará el botón y habrá una descarga. Ésta tiene como objetivo coordinar nuevamente las células cardíacas.
- Una vez aplicada la descarga seguimos haciendo la RCP (30:2) mientras el DEA detecta el ritmo cardíaco. Hay que seguir sus instrucciones.
- Si después de colocar el DEA el ritmo no es desfibrilable, haremos la RCP (30:2) tal como nos indicará el dispositivo y esperaremos ayuda profesional. No pararemos hasta que ésta llegue o la víctima recupere la consciencia, se mueva o comience a respirar. Si estamos agotados deberíamos cambiarnos por otra persona que pueda continuar.

Casos prácticos. Hay que intentar hacer toda la secuencia de la cadena de socorro y soporte vital básico entre alumnos, con maniquí, manual e instrumentalmente, imaginándonos los siguientes casos:

- La persona está inconsciente pero respira y tiene pulso
- La persona presenta un atragantamiento y está perdiendo la consciencia
- La persona no respira y no tiene pulso, no hay DEA cerca y estamos solos
- La persona no respira y no tiene pulso, hay DEA cerca porque se trata de una estación de tren.

HEMORRAGIAS Y SHOCK

El sistema cardiovascular es un sistema cerrado formado por un órgano que bombea, el corazón, un contenido, la sangre, y unos vasos sanguíneos que transportan la sangre hasta los tejidos.

Los vasos sanguíneos que salen del corazón y se dirigen hacia los tejidos se denominan arterias. Éstas van disminuyendo su calibre y ramificándose hasta llegar a los capilares, que es donde se realiza el intercambio de nutrientes y gases con los tejidos. Las venas son los vasos sanguíneos que conducen la sangre desde los tejidos hasta el corazón, y se inician a continuación de los capilares arteriales.

Cuando este circuito cerrado se abre, por ejemplo por una herida, se produce una hemorragia. Dependiendo del vaso encontramos hemorragias:

- **Arteriales**. La sangre es roja y sal de forma pulsátil del vaso lesionado.
- **Venosas**. La sangre es más oscura y sale de forma continua pero sin tanta presión como la arterial
- **Capilar**. Es una hemorragia leve.

Dependiendo de hacia dónde se dirige la sangre podemos distinguir hemorragias:

- **Interna**. La sangre queda contenida en el interior del cuerpo.
- **Externa**. La sangre sale al exterior al haber una lesión de la piel o conexión con algún conducto que da al exterior.

HEMORRAGIA EXTERNA

La hemorragia externa es más evidente puesto que puede observarse a simple vista. El principal riesgo de la hemorragia es la pérdida de sangre, que en casos graves puede comprometer la perfusión a los tejidos o shock hipovolémico.

En caso de hemorragia externa se ha de aplicar una presión directa sobre la zona de sangrado para minimizar la pérdida de sangre. Se ha de utilizar, si es posible, un apósito lo más limpio posible y presionar firmemente. Si el primer apósito queda manchado y observamos que aun hay pérdida de sangre, colocaremos otro encima, y así sucesivamente hasta que cese la hemorragia. No hay que sacar

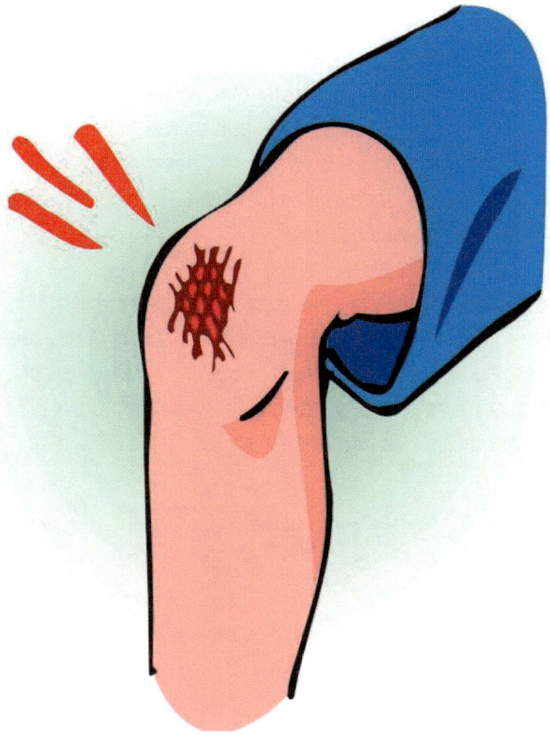

los primeros apósitos, que generalmente contienen el coágulo que ha ayudado al cese del sangrado, aunque pasados unos minutos, si se ha contenido, se puede liberar un poco de presión.

Las nuevas recomendaciones para el tratamiento de hemorragias citan que hay evidencias que la elevación del miembro por encima del corazón o una presión directa sobre la arteria principal de un miembro ayude a controlar la hemorragia. Además, podrían impedir o perjudicar el método que mejor controla las hemorragias, la presión directa.

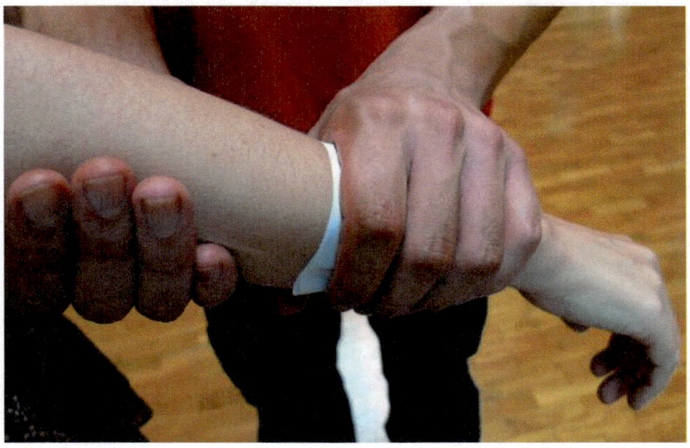

Una vez estabilizada la hemorragia se puede derivar al hospital para que puedan tratar la herida que la ha producido y otras complicaciones.

El **torniquete** sólo se aplica en casos excepcionales:

- Una herida sangrante que no cesa con cualquiera de las medidas anteriores y haya riesgo de shock hipovolémico que ponga en peligro la vida.
- Estando solos, el accidentado hace un paro cardíaco y debemos realizar las maniobras de reanimación.
- Hay varios heridos de los que nos tenemos que ocupar y las prioridades hacen que debamos atender a otros en situación vital de riesgo.

El torniquete se realiza con alguna tela o cinturón colocados proximalmente a la lesión, se va ejerciendo fuerza hasta que se verifica el cese del sangrado. Debemos saber a qué hora hemos colocado el torniquete para que el personal cualificado tenga una orientación antes de sacarlo. Nosotros no sacaremos nunca un torniquete.

HEMORRAGIA INTERNA

Es la menos evidente, podemos sospecharlo cuando hay un abdomen duro, fracturas sin exteriorizar, etc.

Deberemos mantener la perfusión hacia los órganos centrales, para ello colocaremos a la persona en decúbito supino con las piernas elevadas. Controlaremos los signos vitales e iremos tranquilizando al accidentado mientras llega la ayuda. Asimismo, evitaremos que pierda calor corporal tapándolo convenientemente.

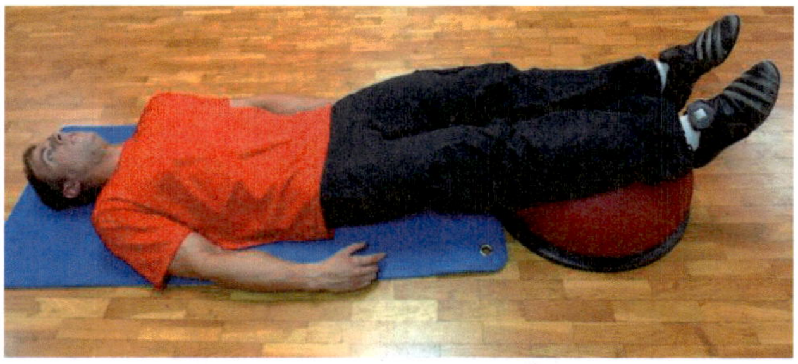

Hemorragias exteriorizadas. Son las que se producen al interior del cuerpo pero encuentran salida a través de un orificio natural. Entre las más frecuente encontramos:

- **Otorragia.** Salida de sangre por la oreja. Puede ser desde un problema del oído a una fractura del cráneo a nivel de la fosa craneal media. No hay que pararla, puesto que puede ser una salida de escape que evite el incremento de la presión intracraneal. Hay que mantener a la persona en una posición de seguridad en decúbito supino y alineado y controlar los signos vitales. También puede ser una lesión del conducto auditivo externo, tímpano...
- **Epistaxis.** Hemorragia nasal. Suele ser frecuente y a menudo no tiene por qué ser signo de un problema grave. Ya que evitar extender la cabeza para no inspirar algún coágulo. Primero se presiona el orificio nasal por donde sale sangre durante unos 5 min. Si pasado este tiempo la hemorragia no cesa se puede introducir una gasa con agua oxigenada y presionar nuevamente las paredes nasales. En caso de no funcionar, derivar a un centro médico.
- **Hemoptisis.** Expulsión de sangre por la boca de origen pulmonar y vías respiratorias. Generalmente se produce junto con un golpe de tos. Hay que controlar los signos vitales, colocar a la persona en posición de seguridad incorporada y, trasladar a un centro sanitario.
- **Hematemesis.** Vómito de sangre con arcadas. Puede contener restos de alimentos. Colocar a la persona una posición lateral de seguridad mientas se controlan los signos vitales y se pide el traslado a un centro sanitario.
- **Rectorragia.** Hemorragia a nivel del recto. La sangre suele ser rojiza y continua. Una de las causas puede ser la rotura de una hemorroide. Se puede colocar hielo en la zona y derivar si se considera oportuno.
- **Melena.** Es significativo de una hemorragia al interior del tubo digestivo. El contenido es negruzco, como coágulos, debido a la digestión que ha sufrido por el paso intestinal hasta que sale vía anal. Hay que consultar a un médico.
- **Metrorragia.** Hemorragia con salida a través de la vagina. Es característico de la última fase del período de la mujer, aunque hay que descartar otras causas si es excesiva o traumática. Hay que consultar con un médico.

La falta de perfusión (de llegada de sangre a los tejidos) puede llevar al shock. Esta disfunción puede aparecer por la pérdida de sangre (shock hipovolémico) o por otras causas (shock normovolémico), por ejemplo un paro cardíaco, donde no hay presión suficiente para conducir la sangre a los tejidos.

Entre las causas del shock hipovolémico están las hemorragias, la deshidratación (vómitos, diarrea, poliuria...) y las quemaduras importantes. Entre las causas del shock normovolémico encontramos las infecciones importantes, reacciones alérgicas masivas (shock anafiláctico), tóxico...

En cualquier caso, hay que actuar sobre la causa del shock, por ejemplo, detener la hemorragia, hidratar convenientemente..., mientras colocamos a la persona en posición de seguridad con los pies elevados, con el fin de proporcionar más sangre a los órganos centrales, y controlar los signos vitales. Asimismo, taparemos y evitaremos que pierda calor corporal, y quitaremos todo aquello que ejerza presión sobre alguna parte del cuerpo. En estas situaciones, la persona afectada tiene que ser evacuada rápidamente.

TRAUMATISMOS Y HERIDAS

Este tipo de lesiones van a tener unos signos y síntomas caracterizados por el proceso **inflamatorio** que son:

- **Tumor**. Se observa un abultamiento y entumecimiento de la zona. Provocado por la extravasación de sangre y aumento de la permeabilidad de los capilares de la zona.
- **Rubor**. La zona aparece rojiza, debido a la vasodilatación local y aumento del flujo sanguíneo provocado por sustancias vasodilatadoras.
- **Calor**. La mayor afluencia de sangre a la zona provoca un aumento de la temperatura local de los tejidos.
- **Dolor**. Por la lesión de los tejidos y las terminaciones nerviosas nociceptivas.
- **Incapacidad funcional**. En caso que la lesión sea lo suficientemente importante o dolorosa como para que pueda realizar su función con normalidad.

Los métodos de acción rápido ante las lesiones inflamatorias, de manera general, son:

- Cese de la actividad o movilidad de los tejidos afectados.
- Aplicación de hielo para producir una vasoconstricción local y ayudar a la reducción del dolor. El hielo no se aplica directamente sino a través de un paño o bolsa. La aplicación de hielo se debe interrumpir después de 20 minutos; o hacer intermitentemente 10 minutos si mantener el hielo durante 20 causa malestar.
- Compresión, para minimizar la hemorragia o extravasación desde los vasos sanguíneos.
- Elevación del miembro, si no hay lesión importante, por encima del corazón.
- Estabilización, si hay fractura o el movimiento puede agravar la lesión.

HERIDAS

La piel y las mucosas las principales barreras que nos protegen de patógenos del exterior. Una herida es una lesión de estas barreras y, potencialmente, una entrada para patógenos. Según el mecanismo de la herida encontramos:

- **Incisas**. Producidas con un objeto cortante que deja bordes limpios. Por ejemplo, herida con un cristal, cuchillo o lata.

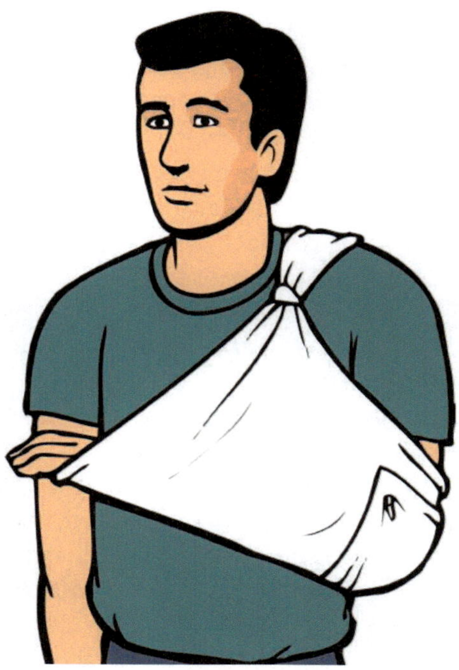

- **Punciones**. Un objeto fino y con punta atraviesa la piel. Por ejemplo, una aguja o clavo.
- **Contusas**. Un golpe o impacto rompe la piel, que aparece lacerada. Por ejemplo, impacto contra una roca o valla.
- **Abrasión**. La fricción produce una lesión con pérdida de sustancia. Por ejemplo, una caída a gran velocidad con fricción entre el asfalto y el cuerpo.
- **Avulsión**. Con arrancamiento de tejido y gran separación. Por ejemplo, un pendiente que se arranca con lesión de la oreja.

Hay otros factores a tener en cuenta y que cambian el pronóstico de la herida:

- Profundidad. Decimos que la herida es superficial cuando afecta a las capas externas de la piel e interna cuando alcanza las capas más internas y órganos. Las heridas profundas provocarán hemorragias más importantes.
- Extensión. Cuanta mayor sea la extensión más riesgo hay de infección y tiempo de reparación.
- Sépticas o asépticas. En el primer caso hace referencia a infectada o sucia, con posibilidad de que se hayan introducido cuerpos extraños o con material infectado.

En general, aquellas heridas que no se han tratado durante las 8 primeras horas se considerarán como infectadas de cara a su tratamiento posterior.

La actuación ante heridas leves, poca profundidad y extensión, herida limpia, etc., será:

- Tranquilizar a la persona que ha sufrido la herida
- Parar la hemorragia. Es mejor usar gasas que algodón, debido a que este último puede dejar restos de filamentos en el coágulo.
- Lavarse las manos, ponerse guantes, si es posible, y utilizar material desinfectado o limpio.
- Limpiar la herida bajo un chorro de agua a temperatura ambiente con un poco de jabón.
- Si continúa sangrando la herida se puede aplicar agua oxigenada, que es un buen hemostásico (ayuda a parar hemorragias).
- Quitar elementos de la herida, como cabellos, piedrecitas, astillas, etc.
- Aplicar un antiséptico, el más usado es la povidona yodada. El alcohol desinfecta por inmersión y es más útil el de 70° que el de 96°, aunque puede irritar. El mercurocromo puede dejar la cicatriz pigmentada. No aplicar pomadas o polvos.
- En caso de que queden los bordes ligeramente separados se pueden colocar unos puntos cutáneos de tela.

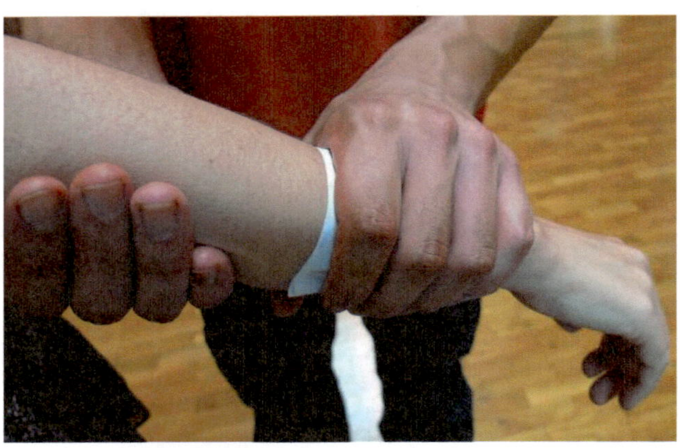

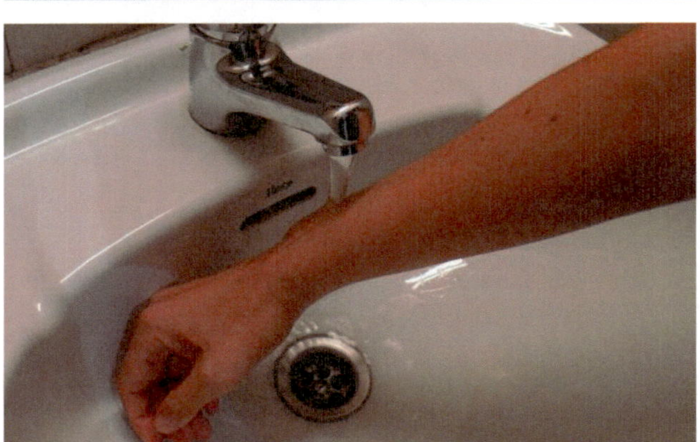

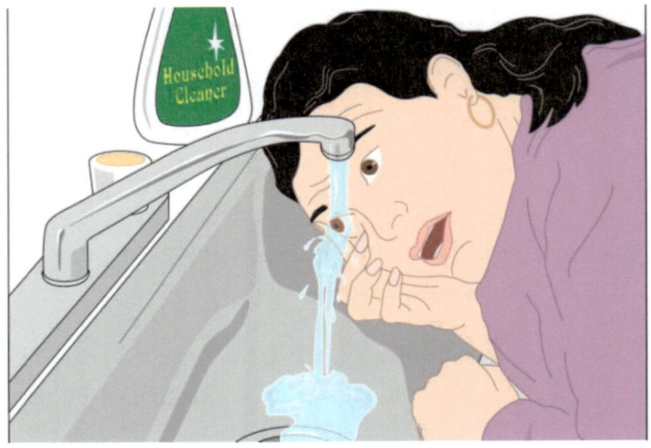

- Si los bordes quedan limpios se puede colocar un apósito graso.
- Finalmente se cubre la herida con gasas y se mantienen con alguna venda.

Si la herida es grave:

- Parar la hemorragia.
- Estabilizar la zona con apósitos y vendas.
- Derivar a un centro de atención primaria o poner en marcha la cadena de ayuda.

En caso de heridas en los ojos, no hay que tocarlos, simplemente tapar ambos ojos para que el afectado no realice movimientos oculares, indicándole asimismo que esté como mirando al frente. Derivar inmediatamente a un centro médico o acompañarlo, ya que no puede ver.

En caso que los ojos se hayan puesto en contacto con alguna sustancia irritante o tóxica, sí sería beneficioso aplicar una irrigación importante con agua.

CONTUSIONES

Este tipo de lesión se suele producir por impactos que lesionan tejidos pero no rompen la piel. Hay menos riesgo de infección, aunque dependiendo del grado pueden ser graves, como los aplastamientos.

La actuación ante este tipo de lesiones sigue la comentada de los procesos inflamatorios: cese de la actividad, aplicación de hielo local durante unos 10 minutos y a intervalos, presión con éste sobre la zona y elevación del miembro, si es posible. En caso de asociarse a una lesión mayor se intentará estabilizar la zona para derivar al centro sanitario o activar la cadena de socorro.

INFECCIONES

Hay diferentes tipos de patógenos: bacterias, hongos, virus, parásitos, etc. Algunos conviven con nosotros y otros son potencialmente peligrosos, de aquí la importancia de la asepsia y tratar convenientemente las heridas para evitar complicaciones.

Las heridas infectadas se caracterizan por signos inflamatorios evidentes, presencia de pus, dolor de tipo pinchazos. En este caso, hay que derivar al médico para tratar la herida y la posible infección.

Aunque la herida sea leve, si se ha producido con material viejo, por el asfalto, donde hay animales cerca, haber estado en contacto con personas infectadas..., puede que los servicios médicos deban tomar medidas añadidas como gammaglobulinas (defensas). Por ejemplo, la antitetánica, por esta razón se debe consultar a un médico si no se han hecho las vacunaciones y recordatorios recomendados.

Otros contactos importantes son los virus de la hepatitis B y C, el VIH. Aunque para que puedan infectar debe haber un contacto sangre-sangre, principalmente. No se transmiten por el aire. Si sabemos que hay una persona infectada y sangra, hay que tomar medidas de autoprotección como los guantes. Si, a pesar de ello, hay un pinchazo o herida accidental con contacto con la sangre de una persona infectada, se debe realizar toda la secuencia de limpieza de la herida y ponerse en contacto con los servicios especializados. En la mayoría de casos, se necesita gran exposición o que haya una cantidad de patógeno importante para que pueda haber contagio, no obstante hay que consultar a personal cualificado.

Cuando hay una infección en una parte del cuerpo y ésta se generaliza se habla de septicemia y puede ser potencialmente grave, con signos y síntomas generales, fiebre, etc.

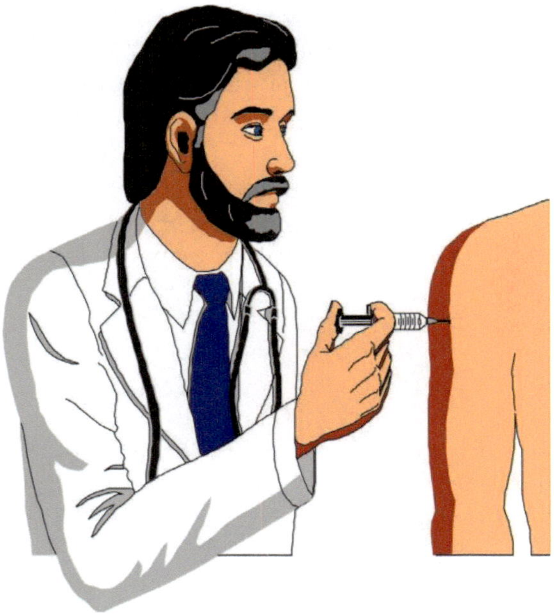

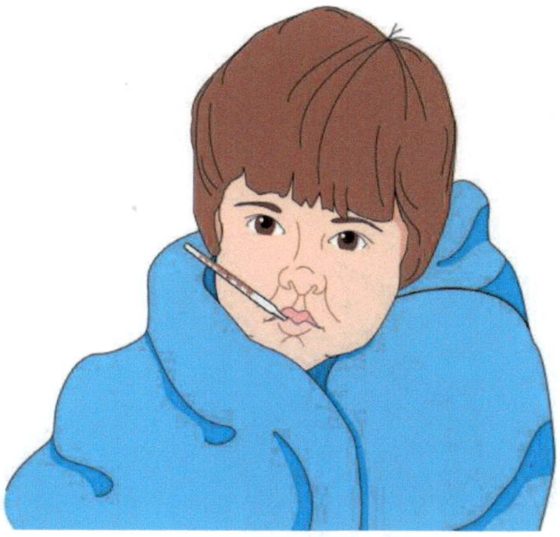

Uno de los signos más comunes de las infecciones es la fiebre, aunque también puede darse en procesos inflamatorios, deshidratación... La fiebre es un mecanismo de defensa de nuestro organismo activado por el hipotálamo ante sustancias pirógenas que se secretan cuando hay lesión, inflamación, infección... El aumento de la temperatura intenta desnaturalizar proteínas de los patógenos y, además, permite una mayor eficiencia de nuestras defensas. Este aumento es tolerable hasta unos 38-38,5ºC, por encima de los cuales podría ser perjudicial hasta para nuestras propias células.

Las personas con ansiedad o malestar durante los estados febriles, y hábito muy difundido, es la ingesta de antipiréticos, como el Paracetamol. Otros medios para disminuir la temperatura es la aplicación de paños de agua fresca en la frente o por el cuerpo, para disipar el calor a través del agua. En caso que la temperatura corporal suba por encima de los 40ºC se ha de actuar aplicando un baño o ducha fría, para bajar drásticamente la temperatura, debido a que hay el riesgo de daños del sistema termorregulador y del propio organismo, y avisar a los servicios médicos para que nos digan qué debemos hacer en esta situación.

TRAUMATISMOS

Las lesiones traumáticas se producen por la acción de fuerzas directas o indirectas sobre diferentes órganos, los más usuales son el aparato locomotor. Las principales lesiones del aparato locomotor son: fracturas, esguinces, luxaciones y roturas musculares.

Fracturas

Donde no hay solución de continuidad del hueso. Las más graves son las que producen diferentes fragmentos y desplazadas. El desplazamiento puede lesionar otras estructuras internas e, incluso, hacerse externas, con el consiguiente riesgo de infección.

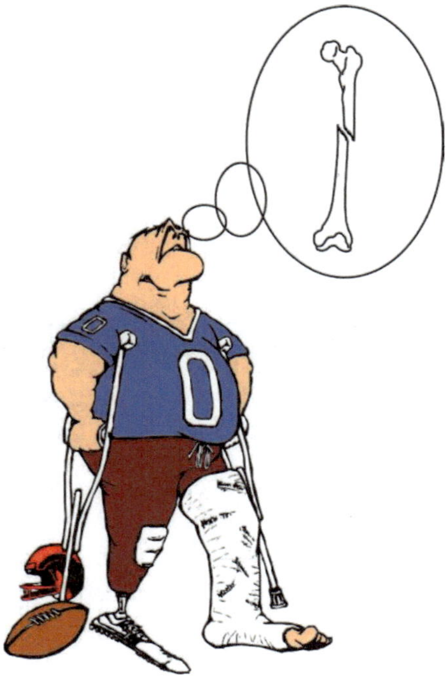

Las fracturas se presentan con un ruido parecido a un ruido parecido a un crujido, dolor intenso, deformidad y movimiento anormal de la zona lesionada. Asimismo, signos intensos inflamatorios, hematoma, etc.

Es necesario trasladar de manera segura al accidentado a un centro sanitario, para ello hay que evitar movimientos y manipulaciones innecesarias. Hay que sacar cualquier objeto que comprometa la circulación a medida que la zona se inflame. Aplicar hielo envuelto en un trapo a la zona e inmovilizar con los medios disponibles los segmentos separados. Y nunca reintroducir un hueso de una fractura abierta, sólo frenar la hemorragia.

La palpación de los pulsos distales nos puede dar información sobre si continúa llegando sangre más allá de la lesión y, por lo tanto, tendría un mejor pronóstico. Si no hubiera pulso y el miembro está frío el traslado debe hacerse urgentemente.

Hay que tener especialmente cuidado con traumatismos y fracturas craneales, que se pueden mostrar con otorrea, epistaxis, salida de líquido cefalorraquídeo por la nariz, hematomas periorbitarios o faciales, lesión de las pupilas, alteración de la consciencia...

También hay que considerar los traumatismos y fracturas, también luxaciones, de la columna vertebral, por el potencial peligro para la médula espinal. Por esta razón, consideraremos que un accidentado es traumático si no hemos visto o no nos han explicado cómo ha sido el accidente, de manera que la prudencia sea el primer paso. No hay que extraer a una víctima de un accidente de tráfico si no hay otro peligro inminente para la vida.

La columna ha de estar alineada, en decúbito supino y evitar movimientos bruscos. En caso de requerir una reanimación cardiorrespiratoria, hacer la subluxación anterior de la mandíbula antes que la maniobra de frente-mentón. Si hubiera lesión medular, el accidentado tendría alteraciones sensitivas (falta de sensibilidad) y motoras (falta de movilidad) por debajo de la lesión, como se comentó al inicio del texto en la exploración neurológica rápida.

Los traumatismos a nivel del tórax pueden afectar órganos vitales como los pulmones, el corazón o grandes vasos. Además, una fractura de las costillas o esternón pueden provocar un neumotórax o hemotórax. En este tipo de traumatismos hay que iniciar rápidamente la cadena de ayuda, colocar a la persona en posición de seguridad semiincorporada, tranquilizarla mientras controlamos los signos vitales. Si hallásemos cualquier objeto clavado no debemos retirarlo, él mismo podría hacer de tapón, aunque hay que evitar que pueda moverse. Si, por otro lado, vemos que hay entrada de aire por una herida, debemos taponarla.

De manera parecida debemos actuar ante los traumatismos abdominales, iniciar inmediatamente la cadena de socorro, no tocar objetos clavados, no reintroducir vísceras (sí protegerlas), colocar a la persona en posición de seguridad con las piernas elevadas y seguir los signos vitales de la persona mientras llega la ayuda.

Esguinces

Es la lesión de los ligamentos que estabilizan la articulación.

- De primer grado. Leve distensión y/o rotura mínima.
- De segundo grado. Rotura parcial de los ligamentos.
- De tercer grado. Rotura total de los ligamentos

El esguince es un tipo de patología que tiene un buen pronóstico pero, a veces, puede confundirse con una fractura. Para ello, es necesario derivar a un centro médico para que le realicen radiografías y pruebas específicas.

La actuación básica ante un esguince es la que se ha detallado en el proceso inflamatorio: cese de actividad, hielo, compresión, elevación y estabilización de la zona.

Luxación

Es la pérdida de contacto de dos superficies articulares en una articulación. La persona afectada presenta dolor y una inflamación local. Suele conllevar una deformidad e incapacidad funcional de la articulación afectada.

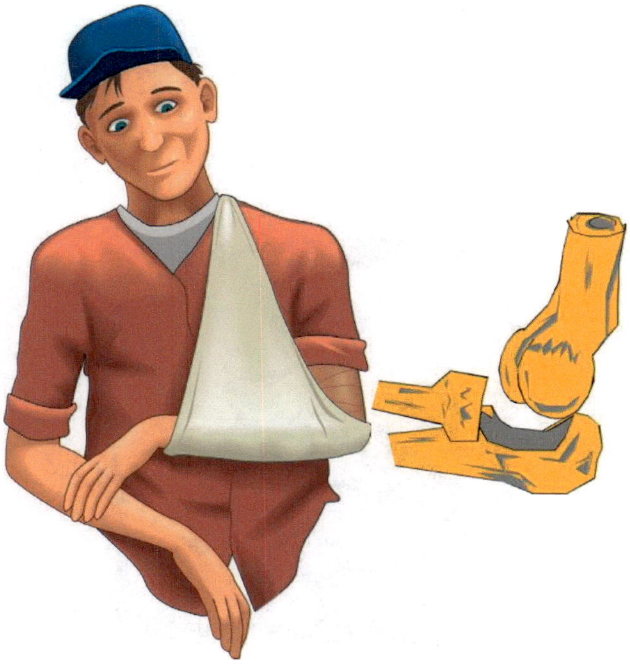

La reducción debe realizarla personal sanitario especializado ya que podrían lesionarse estructuras interna en su recolocación. Por otro lado, la contractura muscular refleja se suele oponer a una reducción sencilla, con lo que, a veces, hay que medicalizar al paciente antes de efectuar la reducción.

La actuación básica antes del traslado a un centro sanitario es la inmovilización, generalmente la persona ya adopta una postura antiálgica, y la aplicación de hielo en la zona lesionada.

Lesiones musculares

Los desgarros musculares se dividen en tres grados, de manera similar a los esguinces:

- Primer grado. Lesión leve de las fibrillas musculares. No produce incapacidad funcional y tiene muy buen pronóstico.
- Segundo grado. Lesión de fascículos o parcial del músculos. Se presenta dolor punzante y hematoma local. Puede ser incapacitante en algunas actividades.
- Tercer grado. Rotura total del músculo. Por la acción del tono muscular sobre los extremos, éstos se retraen y suele palparse, si el músculo es accesible, una hendidura central y dos bultos (los extremos musculares retraídos). La incapacidad funcional es franca y, si es necesario, se deberá reparar quirúrgicamente.

El tipo de actuación ante este tipo de lesiones, como en las tendinitis y bursitis es la misma que en los procesos inflamatorios: cese de actividad, hielo, compresión, elevación y estabilización.

DESHIDRATACIÓN, QUEMADURAS Y LESIONES TÉRMICAS

DESHIDRATACIÓN

Nuestro organismo está compuesto por aproximadamente un 65-70% de agua, que varía dependiendo de la edad y del grado de hidratación. Ésta se aporta por la ingesta de líquidos, sólidos y agua metabólica producida por las reacciones químicas de nuestro organismo. Por otro lado, el agua se elimina por la orina, heces, respiración y sudoración, principalmente. Ha de haber un equilibrio entre el aporte y la pérdida de agua. Cuando hay una pérdida de líquidos de nuestro organismo se denomina deshidratación.

Para que pueda haber una buena hidratación, el agua debe ir acompañada de electrolitos, moléculas e iones que adquieren carga en un medio acuoso, con una concentración parecida a la de nuestro organismo, es lo que se denomina una bebida isotónica.

La deshidratación puede tener diferentes grados en función del porcentaje de peso corporal perdido en agua:

- Leve, simplemente sensación de sed y restricción de la producción de orina.
- Moderada, gran sensación de sed, mucosas secas, aumento de la temperatura corporal, restricción de la producción de orina, calambres...
- Grave, aumento importante de la temperatura corporal, calambres y espasmos, desorientación, movimientos torpes y apatía, anuria, hemoconcentración, etc., que puede llegar a poner en peligro la vida de la persona.

A parte del calor y de la actividad en ambientes cálidos, los vómitos y diarreas también pueden producir deshidratación por la pérdida de líquidos. Por esto es esencial rehidratarse en estas situaciones con sueros o bebidas isotónicas para el caso. Algunos tipos de diarreas están provocadas por enterotoxinas para las que no hay tratamiento específico más que prevenir la propia deshidratación. Por esta razón se dan sueros y se aconseja tomar alimentos que retengan agua como arroz o pasta. Por otro lado, hay que seguir las recomendaciones en caso de viajar a países extranjeros de riesgo, extremando las medidas higiénicas y bebiendo sólo agua embotellada, incluso para cocinar.

Si la persona está consciente, se debe rehidratar con una bebida isotónica a temperatura ambiente o fresca (nunca fría). A parte, se ha de aconsejar que abandone alguna práctica que favorezca su

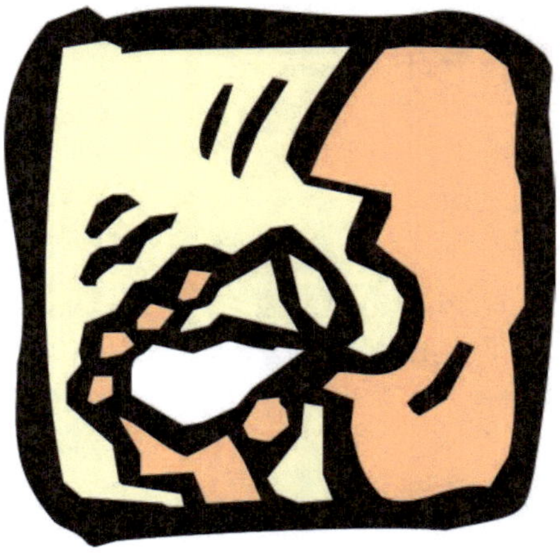

deshidratación como la exposición al sol, deporte, actividad física o esfuerzos, etc. Un buen signo de que se está consiguiendo la rehidratación es cuando vuelven a aparecer las ganas de orinar.

En caso de que la persona esté inconsciente, deberemos actuar como en las lesiones térmicas que se explican más adelante.

QUEMADURAS

Las quemaduras pueden producirse por diferentes agentes:

- Térmicos, ya sea con llama o sin ella. Por ejemplo, contacto con un tubo de escape de una moto, un fogón de cocina, agua hirviendo...
- Radiaciones como los rayos solares o infrarrojos.
- Fricción
- Sustancias químicas
- Explosiones
- Electricidad
- Otros

Estas lesiones se caracterizan por lesiones cutáneas, que eliminan una barrera ante la entrada de patógenos y, además, favorece la deshidratación de la zona. Las quemaduras se clasifican según su profundidad.

- De primer grado. Afecta la parte superficial de la epidermis. Al inicio se puede ver un eritema (color rojizo de la piel), sensación dolorosa y picor. Suelen curar en una semana aproximadamente.

- De segundo grado. Afecta hasta la dermis. Las más leves acostumbran a formar pequeñas vesículas (flictenas) con líquido que separa la dermis de la epidermis. Las más graves pueden provocar lesiones más profundas y aparece una costra con tejido necrosado.
- De tercer grado. Afecta a toda la piel. Se produce una escara negra por necrosis, edema local. Suele ser indolora por lesión de las terminaciones nerviosas.
- De cuarto grado. Llega a estructuras profundas. Son las más graves, producen costras de tejido necrosado o carbonizado y requieren tratamiento precoz por parte de personal especializado.

No sólo es importante saber el grado de lesión sino también la extensión de piel afectada, así como la zona. Para poder hacer un recuento rápido de la extensión se sigue la regla del 9, en adultos:

- Cabeza y cuello 9%
- Miembro superior 9% (los dos 18%)
- Tórax 9% (por delante y por detrás 18%)
- Abdomen 9% (por delante y por detrás 18%)
- Miembro inferior 18% (los dos 36%)
- Genitales 1%

Con el grado y la extensión se hace una valoración general de la gravedad del accidentado.

- Leve 0-10%
- Grave 10-33%
- Muy grave 22-60%
- Mortal > 60%

Asimismo, también variará dependiendo de la región anatómica lesionada, por ejemplo, quemaduras en las manos, pies o articulaciones pueden llevar a déficits funcionales más importantes que en la espalda.

Las quemaduras leves se tratan con agua abundante en la zona, desinfección y rehidratación. En lesiones pequeñas, el chorro de agua a temperatura ambiente (15-25°C) debe aplicarse tan pronto como sea posible, pero no cuando ya han pasado 30 minutos desde la lesión. Nunca hay que aplicar directamente hielo ni agua helada, que pueden incrementar el daño. Ni aplicarlo sin monitorización en grandes quemados por el riesgo de hipotermia, especialmente en niños.

No hay que tomar medidas extraordinarias más que aliviar síntomas de picor y dolor con cremas hidratantes y no romper las ampollas. En caso que éstas se rompan se tratarán como una herida, limpiando la zona, aplicando desinfectante y cubriéndola con apósitos estériles.

Las quemaduras más importantes pueden acarrear, además, serias complicaciones como shock, infecciones, retracciones de las cicatrices, etc.

Ante quemaduras hay que actuar de la siguiente manera, aparte de iniciar la cadena de socorro si es el caso:

- Se inicia con la protección del que presta la ayuda.
- Retirar el agente que produce la quemadura del accidentado.
- Poner la zona quemada en un chorro de agua fresca.
- Retirar los objetos que se puedan y la parte de la ropa que no haya quedado adherida.
- Evitar el contacto directo con las quemaduras por el dolor y por el riesgo de infección.
- En aquellas zonas como comisuras digitales, se pueden colocar gasas húmedas para evitar que se produzcan adherencias.
- Mantener el miembro elevado por encima del corazón, si es posible, para disminuir la formación de edemas.
- Controlar los signos vitales.
- Colocar a la persona en una posición de espera y mantener su temperatura corporal.

Esta actuación también se considera para quemaduras de tipo químico. En este caso hay que evitar la exposición y retirar aquella ropa que haya quedado impregnada. Tanto si se ha entrado en contacto con un ácido como con una base no hay que intentar neutralizar la reacción con el contrario sino que hay que aplicar un chorro de agua no muy intenso durante unos 20 minutos hasta que se eliminen los restos del químico.

En el caso de cal viva (cáusticos) no se aplica agua por los productos que puede provocar reaccionando con ella. Se debe quitar todo el polvo posible en contacto con la piel antes de aplicar un lavado intenso con agua.

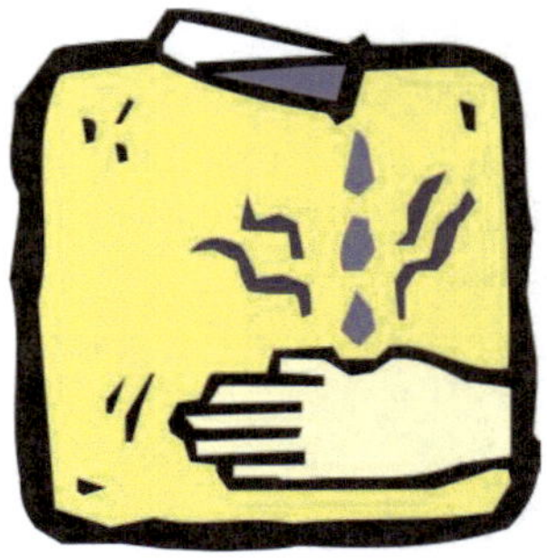

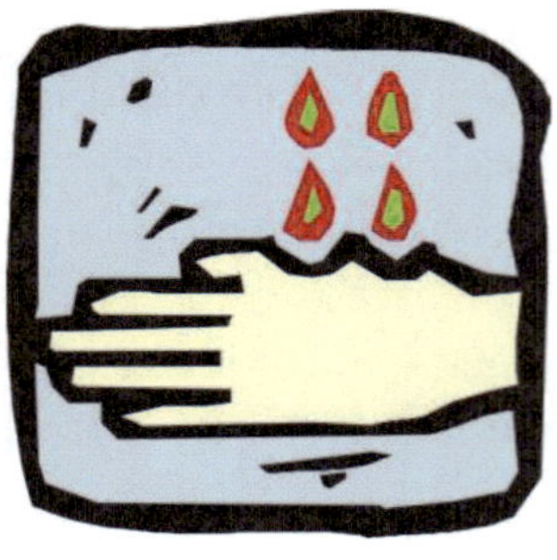

Otro apartado son las quemaduras eléctricas. En este caso, aparte de iniciar la cadena de socorro, hay que quitar la luz, controlar los signos vitales y realizar maniobras de soporte vital si se da el caso. Si la persona presenta signos vitales hay que ponerla en posición de espera hasta que llegue ayuda. En el caso de quemaduras menos graves se actuará como los otros tipos de quemaduras.

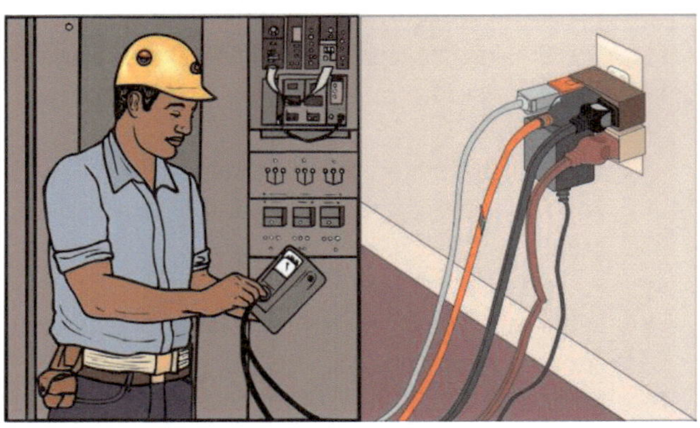

LESIONES TÉRMICAS

Nuestro cuerpo puede recibir agresiones térmicas tanto de calor como de frío. Para hacer frente a las variaciones de temperatura, nuestro organismo posee diferentes mecanismos de termorregulación. Uno de los mayores peligros es la deshidratación.

Las **rampas** son contracciones involuntarias mantenidas que producen espasmos dolorosos musculares. Suelen ser pasajeras y relacionadas con algún estado de deshidratación y falta de sales minerales después de hacer una actividad física en lugares calurosos. Para tratarlas hay que cesar de realizar el esfuerzo, ponerse en un lugar sombreado y rehidratarse con alguna bebida isotónica. También se pueden realizar masajes y estiramientos de los músculos afectados.

La **insolación** se produce por una exposición excesivamente prolongada al sol. A parte de la temperatura elevada, pérdida abundante de sudor y piel caliente..., hay una deshidratación severa que puede ser grave. La persona puede estar desorientada, mareada, apática y cansada, náuseas... Si la persona está consciente hay que llevarla a un sitio fresco y con sombra, colocar paños o toallas

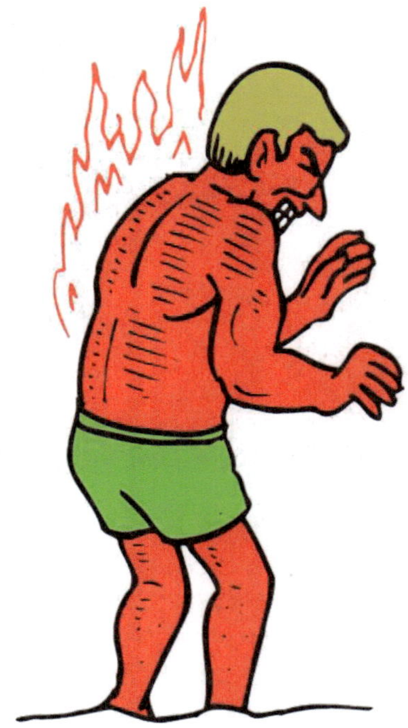

húmedas en el cuerpo y que se rehidrate abundantemente poco a poco. En caso de insolaciones severas, donde la persona haya perdido la consciencia, hay que poner a la persona en un lugar fresco y con sombra e iniciar la cadena de socorro, no realizar ninguna ingesta en este caso.

El **golpe de calor** es una urgencia médica grave, dado que en este caso el cuerpo ha perdido la función termorreguladora y la temperatura corporal puede llegar a niveles que ponen la vida en serio peligro (>40,6°C). Suele darse en personas que realizan actividades físicas en lugares muy calurosos, personas mayores, insolación muy prolongada... Se observan síntomas agravados respecto la insolación que pueden ir acompañados de convulsiones. La actuación inicial es la misma, controlando signos vitales y esperar los servicios de emergencias.

La mejor manera de evitar estas lesiones relacionadas con el calor es evitar realizar actividades físicas en lugares o momentos del día calurosos, hidratarnos convenientemente, ponernos en lugares resguardados del sol, etc. Hay que prestar atención a poblaciones especiales como niños, ancianos, obesos, enfermos con patologías predisponentes, etc.

En el caso de los ambientes fríos, la humedad y el viento nos hacen perder más rápidamente nuestro calor corporal, por esta razón es imprescindible un atuendo adecuado en este tipo de ambientes.

La **hipotermia** se produce cuando hay un descenso de la temperatura corporal por debajo de los 35°C. Los sistemas de termorregulación responden cesando la sudoración y generando espasmos musculares (tiritar) para generar calor. Además, hay una vasoconstricción periférica para que la sangre no se enfríe y se man-

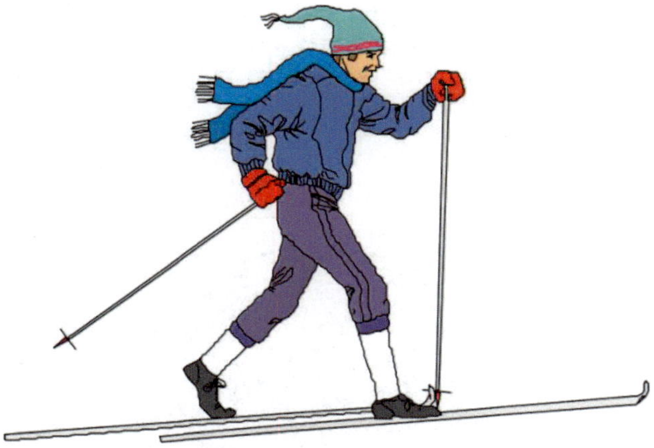

tenga el calor de los órganos internos. La piel aparece azulada en las mucosas y extremadamente pálida y fría. Esto es una de las causas de las congelaciones de las extremidades en climas muy fríos. Si la hipotermia continua, por debajo de los 32°C, se puede llegar a parar la respiración y el corazón.

La primera actuación es el traslado de la persona a un sitio seco y cálido. Si tiene ropa húmeda hay que sacarla inmediatamente ya que ésta le hace perder calor rápidamente. El aporte de calor ha de ser gradual. Esto es muy importante debido a que si producimos con estímulos calurosos una vasodilatación generalizada, la sangre llegará a zonas del cuerpo (extremidades) frías y harán que ésta disminuya su temperatura, provocando un descenso de la temperatura corporal. Este efecto se denomina "muerte del rescate". Hay que taparlo y mantenerlo en reposo. Sólo si está consciente se le pueden dar bebidas calientes y calóricas, no alcohólicas. Estas bebidas pueden ser beneficiosas debido a las redistribución sanguínea durante el recalentamiento del cuerpo.

Las **congelaciones**, como las quemaduras, se clasifican en tres grados:

- De primer grado. Congelación superficial.
- De segundo grado. Afecta a toda la epidermis, suele presentar una ampolla de color oscuro.
- De tercer grado. La congelación llega hasta la hipodermis. Se observa una escara negra en la zona congelada.
- De cuarto grado. Llega hasta órganos internos. Suele afectar a zonas más expuestas como orejas, nariz, dedos...

La actuación es la que hemos relatado en los párrafos precedentes, sin efectuar fricciones en las zonas afectadas, además de activar el traslado a un centro sanitario.

A veces se puede dar la hidrocución, shock producido por un cambio brusco de temperatura (calor a frío), un esfuerzo vigoroso o después de comer (corte de digestión). La temperatura fría puede provocar una redistribución sanguínea que puede provocar desde una lipotimia a signos graves de shock. Además, el problema se agrava si hay pérdida de consciencia dentro del agua. Por esta razón hay que introducirse lentamente en el agua o darse una ducha antes, dejar un tiempo de 90 a 120 minutos después de comer antes de meterse en el agua, etc. En caso de shock se deberán tomar las medidas de la cadena de socorro y soporte vital básico.

CUADROS CONVULSIVOS Y ACCIDENTES VASCULARES CEREBRALES

A parte de las lesiones traumáticas que hemos comentado, como el traumatismo craneoencefálico y lesiones de la columna que pueden afectar a la médula espinal, hay dos situaciones que debemos conocer y saber actuar: los cuadros convulsivos y los accidentes vasculares cerebrales.

Los **cuadros convulsivos** están producidos por ciclos de potentes contracciones mantenidas (contracciones tetánicas) u otros de contracción-relajación. Hay diferentes causas que pueden causar convulsiones, como fiebre alta, traumatismos craneales, epilepsia, síndromes de abstinencia... En este tipo de cuadros hemos de tomar medidas de autoprotección para no ser golpeados. El tipo de actuación básica consiste en evitar que la persona que convulsione se lesione al impactar contra objetos, no en inmovilizarla. Hay que aflojarle la ropa, evitar que se muerda la lengua introduciendo algún elemento blando que no pueda lesionarle, evitar que broncoaspire si vomita colocándolo en posición lateral de seguridad y controlar los signos vitales a la espera de ayuda si es necesario.

A veces, crisis de pánico o histeria pueden presentar estas contracciones y espasmos musculares, pero no se muerden la lengua ni pierden el control esfinteriano.

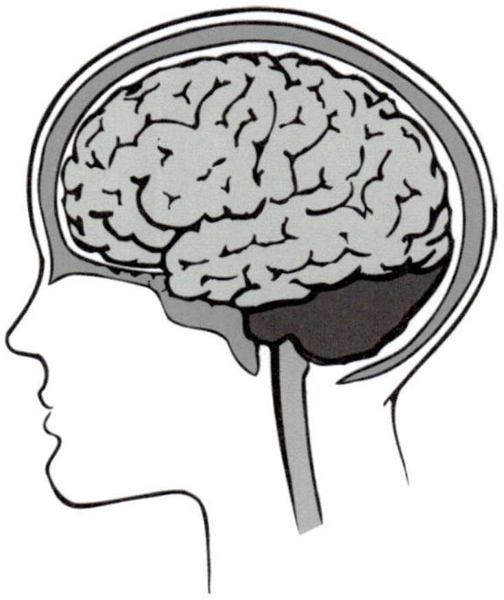

En caso de un **accidente vascular cerebral**, sea cual sea la causa, se controlarán los signos vitales, y es posible que se observen alteraciones motoras y sensitivas, especialmente que no haya cierre de la vía aérea, parálisis facial, dificultad para el habla, debilidad muscular y claudicación...

Se debe iniciar de inmediato la cadena de ayuda y esperar en posición lateral de seguridad o en decúbito supino (si es traumático) a la espera de ayuda. En caso necesario, realizar las maniobras de soporte vital básico.

REACCIONES ALÉRGICAS, PICADURAS Y MORDISCOS

Antígeno es toda molécula que nuestro sistema defensivo reconoce. Este reconocimiento puede conllevar una respuesta, ante patógenos, o una falta de respuesta (tolerancia) ante antígenos propios y multitud de otros que encontramos en el medio ambiente. Cuando nuestro sistema inmunitario no es tolerante ante sustancias con antígenos que se encuentran habitualmente en la naturaleza y para los que a gran parte de la población no genera reacción, somos alérgicos a esa sustancia. El sistema inmunitario genera anticuerpo específicos contra el antígeno y provoca respuestas de defensa que pueden ser leves o graves.

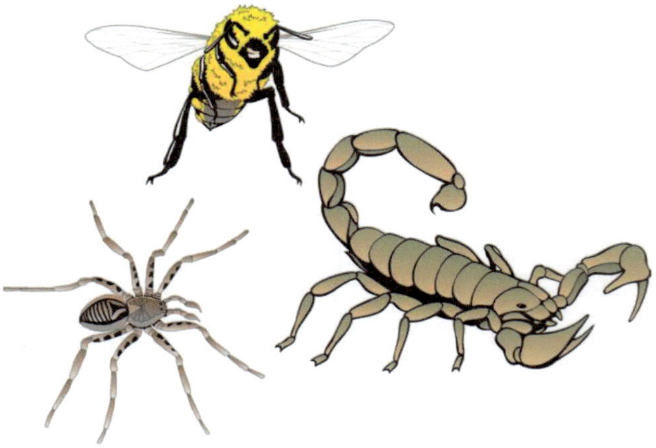

Podemos ser alérgicos a medicamentos, polen, ácaros, alimentos, venenos de insectos, etc. Los signos de inflamación y congestión devienen rápido y puede ser estornudos, tos, mucosidad y congestión nasal, lagrimeo, prurito y erosiones de tipo urticaria en la piel..., que suelen desaparecer progresivamente con la eliminación de la exposición o la ingesta de algún antihistamínico.

No obstante, se pueden producir reacciones anafilácticas graves que pueden conducir al shock y al compromiso respiratorio por inflamación de la glotis. En caso de inflamación de las vías respiratorias aparece disnea, sibilancias por la mucosidad y broncoespasmo, tos..., que puede comprometer la respiración y llegar a una insuficiencia respiratoria. Por otro lado, el sistema cardiovascular puede sufrir taquicardia, pulso débil y disminución de la presión sanguínea..., comprometiendo la perfusión de sangre a los tejidos. Asimismo, puede haber afectación de otros sistemas.

En estos casos hay que evitar exponerse al antígeno, iniciar la cadena de socorro en los casos graves, tranquilizar al afectado y controlar los signos vitales. En caso de ser necesario, realizar las maniobras de soporte vital básico.

En personas con asmas o reacciones que provoquen broncoespasmo puede ser muy dificultosa las insuflaciones pero, en todo caso, evitar el hinchamiento gástrico.

En las picaduras de insectos se inocula una cierta cantidad de veneno en nuestro organismo. Nuestra reacción dependerá del tipo de veneno, la cantidad de picaduras, de dónde se produzcan y de si somos alérgicos o sensibles a ese veneno.

En general, las picaduras más corrientes en nuestro ámbito son de mosquitos, abejas, avispas, arañas, garrapatas (pueden infectarnos de la enfermedad de Lyme)... Producen una reacción inflamatoria local que se trata con hielo y amoniaco (suele neutralizar el veneno). En el caso de las abejas y las garrapatas, además, hay que extraer el aguijón de las primeras y a las segundas cuidadosamente con pinzas.

La actuación básica consiste en el lavado de la zona de la picadura y la aplicación de compresas frías. En caso de reacciones más importantes, derivar a un centro médico.

Los mordiscos de animales pueden ser importantes por dos factores, la propia lesión del mordisco y la cantidad de gérmenes que

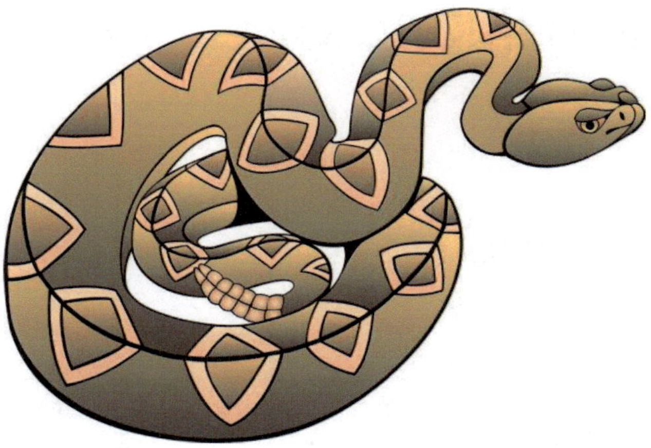

hay en la boca. En general hay que tratar la herida como se ha comentado en otro apartado lavándola cuidadosamente y con abundante agua (con el fin de minimizar el riesgo de infección), aplicar un antiséptico y, en caso de duda, consultar con un médico por si se tuviera que aplicar alguna otra medida profiláctica (antibióticos, gammablobulinas, etc.).

Si se produjera un mordisco con inoculación de veneno que pudiera pasar al sistema vascular, hay que procurar presionar la zona y que la persona se mueva lo menos posible e intentar identificar el animal (generalmente serpientes en nuestro ámbito, de las cuales pocas son venenosas). Este procedimiento retrasa el paso del veneno a la circulación y así sus efectos a nivel orgánico. En ningún caso hay que hacer succión, que no es efectiva y, además, puede ser perjudicial.

En el caso de animales marinos como medusas, hay que lavar con agua marina la zona para quitar restos que hayan podido quedar pegados y, tan pronto como sea posible, aplicar vinagre (al 4%-6%) o zumo de limón como mínimo durante 30 segundos para intentar inactivar el veneno. Posteriormente, sumergir el pie en agua caliente hasta la tolerancia del afectado, durante al menos 20 minutos o hasta que cese el dolor. También se puede utilizar el frío como medio analgésico.

Otros animales, como el pez araña, inoculan veneno por sus espinas dorsales cuando es pisado, ya que habita enterrado en zonas arenosas. Aunque la picadura puede ser dolorosa no reviste gravedad, hay que extraer restos de espinas. En el caso de erizos de mar, el principal problema es la extracción de las púas que hayan podido clavarse, por lo que a veces es necesario derivar a un centro sanitario donde tengan medios para hacerlo.

INTOXICACIONES Y CONSUMO DE DROGAS

INTOXICACIONES

Se denominan sustancias tóxicas aquellas que aplicadas al organismo, superficial o internamente, pueden dañarlo. La intoxicación se refiere a la acción del tóxico sobre el cuerpo humano, de forma más general cuando ha sido ingerido.

Los tóxicos crearán más o menos daño según su virulencia, su concentración, dosis, medio de contacto con el cuerpo y tiempo de exposición. Además, estos tóxicos pueden provocar respuestas del organismo para su eliminación o su transformación, que son efectos colaterales también importantes (vómitos, diarreas...).

En primer lugar, hay que intentar reconocer el tóxico que ha afectado a la persona, qué cantidad, cuánto tiempo ha pasado, que más ha tomado, si ha vomitado..., a fin de poder informar al personal sanitario que se encarga de la cadena de socorro para que pueda tomar las contramedidas adecuadas. En ningún caso ponernos en contacto con él o tomar las medidas preventivas y de seguridad adecuadas antes de actuar (guantes, cerrar el gas, abrir ventanas, etc.). Atención, algunos de los tóxicos pueden ser gases no perceptibles.

Si la sustancia tóxica ha tocado la piel u ojo, hay que intentar quitar la máxima cantidad posible que haya, asimismo en la ropa, y colocar la zona en un chorro de agua abundante durante un buen rato.

En caso que se haya ingerido algún veneno, sustancia tóxica o corrosiva, no se ha de administrar nada, se ha de hacer cargo el personal especializado. No hay evidencias suficiente que la dilución con agua o leche neutralicen el agente, incluso podrían provocar vómito y aspiración. Además, provocar el vómito sin saber qué sustancias ha tomado podría ser contraproducente según el producto.

Sólo en aquellos casos donde tengamos la certeza que ha tomado pastillas, jarabes, alimentos, etc., podemos provocar el vómito lo antes posible para evitar o minimizar la absorción.

En todos estos casos hay que controlar los signos vitales y actuar en caso de paro cardiorrespiratorio mientras llega ayuda.

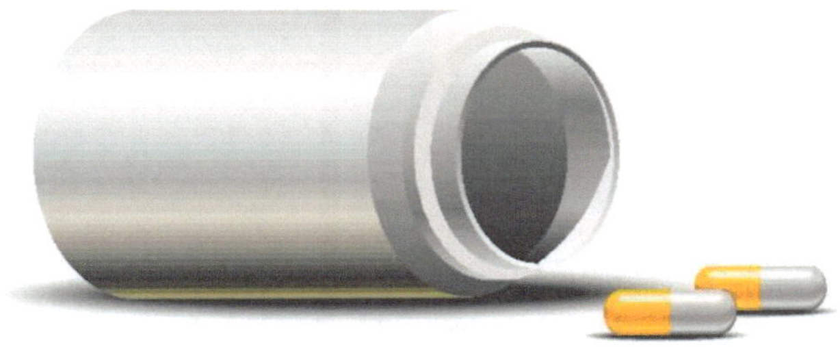

TRASTORNOS POR CONSUMO DE DROGAS

Según la Organización Mundial de la Salud, "droga" es toda aquella sustancia (natural o artificial) que, introducida en el organismo por cualquier vía de administración, produce una alteración del funcionamiento normal de sistema nervioso central que puede crear dependencia psicológica, física o ambas. Estas "drogas" pueden ser medicamentos, sustancias artificiales diseñadas para tal fin, alcohol, tabaco, etc.

La "drogodependencia" hace referencia al estado de adicción producido por los efectos de tomar drogas. Al tratarse de sustancias, se excluyen de las drogodependencias y toxicomanías la ludopatía y otras conductas compulsivas, aunque pueden provocar adicción.

Las drogas provocan una tendencia a consumir cada vez más. Estas sensaciones buscadas con las drogas necesitan dosis incrementales ya que el cuerpo aumenta su tolerancia a dichas sustancias. Además, cada vez es más difícil abandonar la toma de la droga.

Hay que tener especialmente atención a este tipo de personas, vigilando nuestra propia seguridad, debido a que pueden tener delirios, oír voces, distorsiones de la realidad, intento de suicidio, etc., que pueden hacerlas agresivas. Por otro lado, los consumidores habituales de drogas parenterales pueden tener jeringuillas o agujas cerca.

Muchas veces no se conoce el tipo de sustancia ingerida, a menos que haya alguien que haya estado con la persona que presenta los síntomas. Esta información es de vital importancia para la ayuda especializada y fármacos que puedan dar para contrarrestar los efectos. Las principales afecciones son:

- Intoxicaciones agudas. Como en el alcohol, el organismo intenta metabolizar la sustancia y no hay gran afectación de las funciones vitales básicas.
- Sobredosis. El organismo no puede asimilar la cantidad de droga administrada y las funciones vitales se ven gravemente afectadas.
- Síndrome de abstinencia. Por la repentina supresión de la toma de la sustancia.

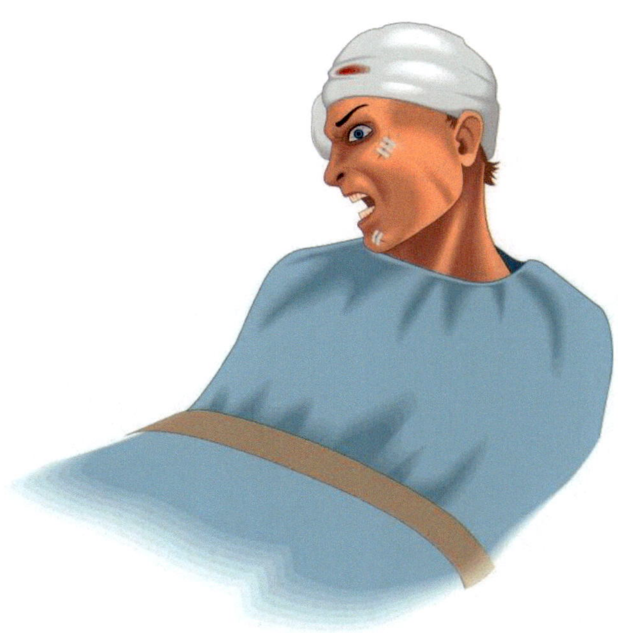

Drogas depresoras

Disminuyen el estado de consciencia y los procesos del sistema nervioso. Asimismo, el tono muscular y la capacidad refleja y de reacción. Por ejemplo: alcohol, opiáceos, ansiolíticos, antidepresivos...

Este tipo de sustancias pueden provocar depresión respiratoria, confusión, descoordinación de los movimientos, disminución de los reflejos y miosis, entre otras. Hay que evitar que la persona se duerma, controlando su nivel de consciencia (mantenerlo alerta) y que no tenga una depresión o paro respiratorios (puede observarse una coloración azulada de las mucosas, cianosis), son los dos sistemas que se afectarán primero. Si está inconsciente, lo colocaremos en posición de seguridad mientras esperamos la ayuda e iremos estimulando a la persona afectada, ya sea con pequeños pellizcos o estímulos dolorosos que aumentan de manera refleja las constantes vitales. Por otro lado, si su actitud es violenta, por ejemplo en una intoxicación etílica que provoca euforia, desinhibición y falta de sentido del peligro, protegernos y protegerla, sin participar de sus delirios o alucinaciones, ni seguir la corriente. En casos graves de sobredosis se puede llegar al coma, y si está inconsciente y no encontramos las contantes vitales, empezar la RCP mientras llega la ayuda.

El vómito sólo previene de la absorción de la droga cuando hace poco que se ha ingerido, pero en ningún caso disminuye los niveles en sangre. Por esta razón, debe hacerse de manera rápida, con el fin de absorber la substancia que se haya ingerido. Tampoco es útil, obviamente, si el método de administración no es oral.

Drogas estimuladoras

Aumentan el tono del sistema nervioso, el muscular, el metabolismo celular, etc. Ejemplos son: cocaína, anfetaminas, drogas sintéticas, cafeínas y teína (a grandes dosis)...

Este tipo de sustancias provocan midriasis, irritabilidad, ansiedad o crisis de pánico, temblores o convulsiones, sequedad de boca (por esto vemos, a veces, a personas con botellines de agua), sudor y fiebre, etc. Este último aumento de la temperatura podría llevar a un golpe de calor por la afectación del sistema nervioso que se encarga de la termorregulación.

Como se ha dicho ya, hay que protegernos y proteger a la persona de sus posibles delirios y de la agresividad que pueda mostrar, y en ningún caso participar en ellos, evitando cualquier tipo de conflicto. Cuando esto se haya conseguido es esencial, como en la mayor parte de los casos, de controlar las constantes vitales y poner en marcha la cadena de ayuda. Si se dan convulsiones, actuar como se ha comentado en el apartado específico.

Las crisis de pánico se pueden dar con y sin la toma de drogas, por una situación estresante, impacto emocional, respuesta ante un peligro real o supuesto, etc. La persona suele presentar taquicardia, taquipnea, disnea, temblores y espasmos musculares, sensación de irrealidad, inestabilidad y vértigos, náuseas y dolor abdominal..., con la sensación muy somatizada de muerte inminente o trastorno orgánico grave.

En este caso hay que calmar a la persona, hablar pausadamente y ayudar a su relajación para que se calme, respire poco a poco por la nariz (inspiración) - boca con labios pinzados (espiración). Colocarla en un ambiente fresco y tratar de escuchar y dirigir hacia una situación más calmada, ofreciendo nuestra ayuda y empatía. Decirle se concentre en las cosas que van bien y distrayéndola de lo que le provoca la ansiedad. A medida que la persona se calma los síntomas irán disminuyendo.

Si nos encontramos con un síndrome de abstinencia, hay que tener en cuenta que no hay un peligro inminente para la vida, pero la persona tiene la imperiosa necesidad de tomar la sustancia y puede resultar muy violenta. Hay que llamar a ayuda especializada y no intentar reducir a la persona ni entrar en conflictos. En caso que devenga inconsciente, actuar poniéndolo en posición de seguridad y controlando las constantes vitales. Si hay paro cardiorrespiatorio, iniciar la RCP.

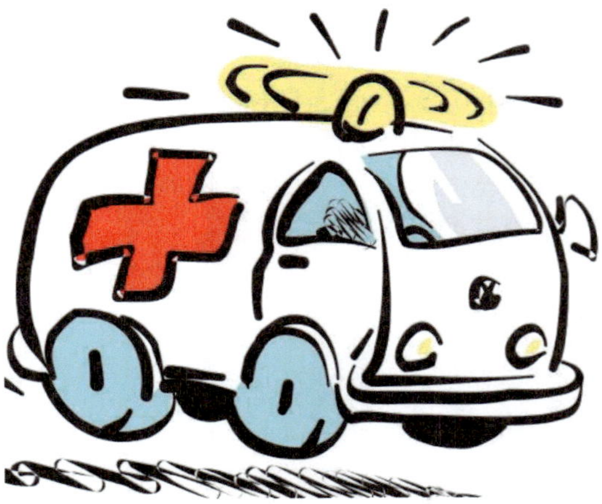

Casos prácticos. Una vez repasados las principales incidencias que nos podemos encontrar. Realizar una práctica entre compañeros y con maniquís sobre vuestra actuación en las siguientes situaciones:

- Un ciclista cae y se hace una herida en las rodillas, aparentemente no hay fractura ni otra lesión.
- Se nos acerca un niño al que le han dado un balonazo y presenta epistaxis.
- Hay un accidente con varios coches involucrados y estamos solos. Detectamos tres heridos, dos están sangrando profusamente, uno está consciente y gritando y el otro inconsciente y, al parecer, no respira. La tercera persona está inconsciente pero aparentemente conserva los signos vitales.
- Jugando un partido de fútbol, un jugador le da a otro una patada, produciéndole una contusión en el muslo, pero sin fractura.
- Bajando las escaleras una señora mayor se tuerce el tobillo, que aparece hinchado rápidamente.
- Una persona se cae de un muro, oyendo un chasquido. Inmediatamente la persona se pone a gritar y se observa una deformidad en la parte media del muslo.
- Haciendo unos espaguetis nos cae agua caliente mientras estábamos escurriéndolos.
- En San Juan, unos niños están jugando con petardos, a uno de ellos le cae encima una bengala y le incendia su camiseta. La quemadura le afecta todo el brazo hasta la dermis.
- En un baño en la playa, aparece una bañista dolorida y con signos inflamatorios en la pierna. Según ella le ha picado una medusa.
- Corriendo por el campo una niña cae y se hace una herida con una lata abandonada y oxidada.
- Un perro muerde en la mano a una persona que quería acariciarlo, la mordedura no es excesivamente profunda, solamente en la parte que coincide con los caninos del animal.
- En una excursión, se nos acerca un niño llorando porque se le ha hinchado el antebrazo. Nos cuenta que le ha picado una abeja.
- Encontramos a una persona inconsciente en el suelo, sus amigos y ella han estado de fiesta y presentan signos evidentes de embriaguez.
- De visita en un hospital, nos encontramos a una persona extremadamente delgada, agitada y que nos pide dinero para comer. Al momento, empieza a volverse violenta y a tener delirios y teorías conspiradoras contra él.
- Antes de subir a un avión, una mujer presenta un estado de ansiedad que evoluciona hacia una crisis de pánico. Está agitada, tiene espasmos musculares y siente que se ahoga y puede morir.

URGENCIAS OBSTÉTRICAS Y PEDIÁTRICAS

Aunque el embarazo de la mujer dure nueve meses, el parto es una situación que se puede dar de manera inesperada. En primer lugar activamos la cadena de ayuda, y hasta que venga podemos actuar en las diferentes fases del parto.

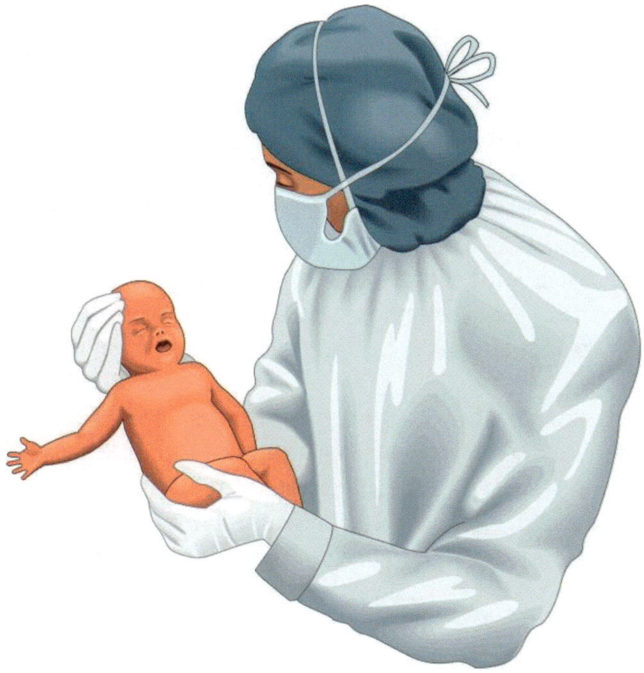

Dilatación

El cuello del útero se tiene que dilatar para permitir el paso de la cabeza del neonato. La dilatación va acompañada de contracciones uterinas, cada vez más frecuentes a medida que se acerca la siguiente fase, la de expulsión. Otra de las situaciones que se pueden observar es la rotura de la bolsa de aguas.

Hay que colocar a la mujer en decúbito lateral izquierdo, esto permite una buena circulación materno-fetal. Por otro lado, explicar que las contracciones y su mayor frecuencia son con la consecuencia de que se acerca la fase de expulsión.

Fase de expulsión

Antes de esta fase, se expulsa el tapón mucoso situado en el orificio del cuello uterino. La expulsión viene determinada por la cabeza del feto en situación se abre paso y presiona el recto, dando la sensación de necesidad de hacer fuerza para expulsa al niño.

Hay que tomar medidas de autoprotección y lavado, tanto nuestra como de la zona genital de la madre, si se puede. Asimismo, puesto que se producirá la expulsión del feto, colocar a la mujer en una posición tumbada con las piernas abiertas y rodillas flexionadas. Para recibir al neonato pondremos toallas limpias debajo. La mujer deberá ejercer las contracciones manteniendo una respiración pausada y profunda. Al ver la cabeza del neonato presionaremos sobre el periné, con el fin de evitar desgarros. En caso que el cordón umbilical esté enredado habrá que liberar al neonato para prevenir una lesión hipóxica. Una vez se ha expulsado, hay que asir al neonato por los pies y ponerlo cabeza abajo para que pueda expulsar las secreciones del aparato respiratorio y pueda respirar. En caso que no se produzca, hay que estimularlo con unos golpecitos en la espalda y, si no reacciona, realizar el boca-nariz/boca.

Tapar el bebé y ponerlo sobre el cuerpo de la madre para que no tenga hipotermia. Una vez el cordón umbilical ha dejado de latir, se atarán dos cabos, uno a unos 15 cm del ombligo y otro ligeramente separado. Ambos cabos deben estar fuertes y estrangular las estructuras a modo de torniquete. Se cortará justo en medio.

Fase de liberación de la placenta

Poco después de la expulsión se libera la placenta al exterior, que la guardaremos en algún recipiente o bolsa. Hemos de observar que no hay hemorragias internas ni desgarro perineal. Si eso se diera, taponaríamos la hemorragia con gasas o toallas, pero sin introducir nada en la vagina.

Una vez finalizado toda la fase del parto es importante que madre y bebé vayan a un hospital para una revisión del estado de salud.

MÉTODOS DE SOPORTE VITAL EN URGENCIAS PEDIÁTRICAS

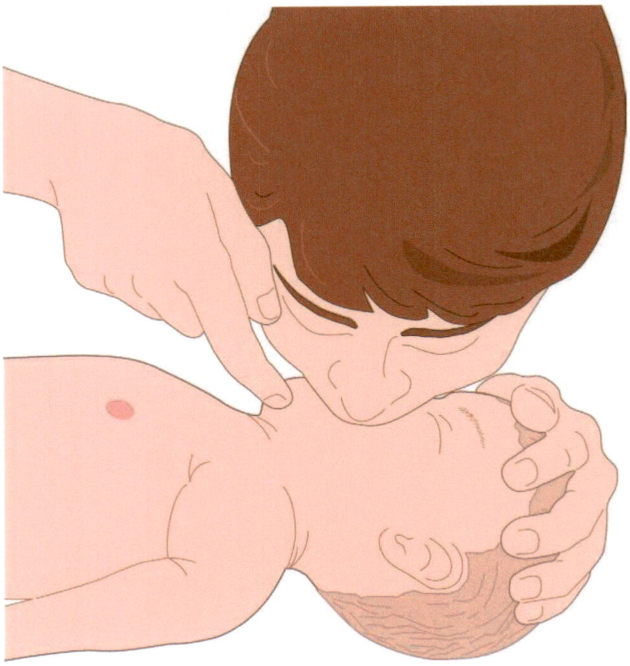

En este apartado vamos a comentar las modificaciones del soporte vital para niños de diferentes edades, en general lactantes y preadolescentes, los adolescentes suelen tener los mismos criterios que los adultos.

A diferencia de los adultos, la comunicación puede ser dificultosa, especialmente en edades donde aun no hablan. Para ello hemos de estar especialmente atentos a signos como aleteo nasal o tiraje costal, no llorar o toser, cuando hay insuficiencia respiratoria, los gestos o muecas de dolor o malestar, la palidez o cianosis de la piel, fiebre, etc. Además, es posible que esté con sus padres o un responsable, con el que tendremos que mantener una comunicación e informar de los pasos para poder tener la confianza y responsabilidad de ejecutar las técnicas de soporte vital básico.

Las guías de actuación presentan modificaciones destacables para las edades pediátricas, no obstante, si la persona no ha estado entrenada para este tipo de situaciones deberá utilizar la secuencia para adultos, dado que el resultado es peor si no se hace nada. El personal sanitario que trata con niños sí que debe conocer claramente y atender dichas situaciones. La secuencia básica es:

- Garantizar la seguridad de la persona que realiza el soporte vital básico y la del niño afectado.
- Estimular al niño y preguntarle "¿Cómo te encuentras?"
- En caso de responder o moverse, debemos mantenerlo en la misma posición, si se puede, e intentar conseguir ayuda dado el caso. Si hay dos personas que puedan atender, una se queda con el accidentado mientras otra pone en marcha la cadena de ayuda. Si sólo hay un reanimador, utilizar las maniobras de RCP durante 1 minuto antes de pedir ayuda. La única excepción a este último caso es si el niño presenta una pérdida brusca del conocimiento cuando el reanimador está sólo, debido a que el posible para es producido por una arritmia que necesita DEA.
- Mientras la ayuda viene mantener un control de los signos vitales.
- Si el niño no responde, pedir ayuda inmediatamente e iniciar la reanimación.
- Abrir las vías aéreas mediante la maniobra frente-mentón sin presionar excesivamente. En caso de tener dificultades, se puede optar por la maniobra de subluxación mandibular.
- Comprobar si hay respiración poniendo la cara al lado de las vías del accidentado mientras miramos si hay movimientos del tórax o abdominales. Así intentaremos percibir cualquier pista sobre si respira: oír ruidos respiratorios, movimientos ventilatorios, notar el aliento... Este paso no debe durar más de 10 segundos para decidir si respira o no. Si hay cualquier duda se actuará como si no respira.
- Si la respiración es normal, pondremos al niño en posición de seguridad y pediremos ayuda. Controlaremos los signos vitales mientras esperamos.
- Si el niño no respira, lo hace irregularmente o con un patrón fuera de lo normal. MODIFICACIÓN respecto al adulto es que no se inician las compresiones sino que el primer paso son las 5 ventilaciones de rescate.
- Se coloca en posición adecuada, frente-mentón, se pinza la nariz, abrimos la boca y, dependiendo del tamaño, se hará una respiración boca-boca o boca-nariz/boca, sellando nuestros labios con dichas estructuras para producir una correcta entrada de aire.
- Se procede a las 5 insuflaciones de rescate. Cada una dura 1-1,5 s de insuflación, controlando la elevación del tórax y la posterior recuperación elástica.
- Si no observamos insuflaciones efectivas miraremos si hay algún objeto en la boca, volvemos a colocar en la posición adecuada para abrir las vías aéreas y procedemos de nuevo a insuflar 5 veces.
- Si no conseguimos hacer ventilaciones adecuadas, iniciamos las compresiones.

Para valorar el sistema circulatorio (pulso) no hemos de estar más de 10 segundos. En el caso de niños se busca el pulso en la arteria carótida común y en los lactantes se busca en la arteria braquial. Una alternativa es la localización del pulso en la arteria femoral.

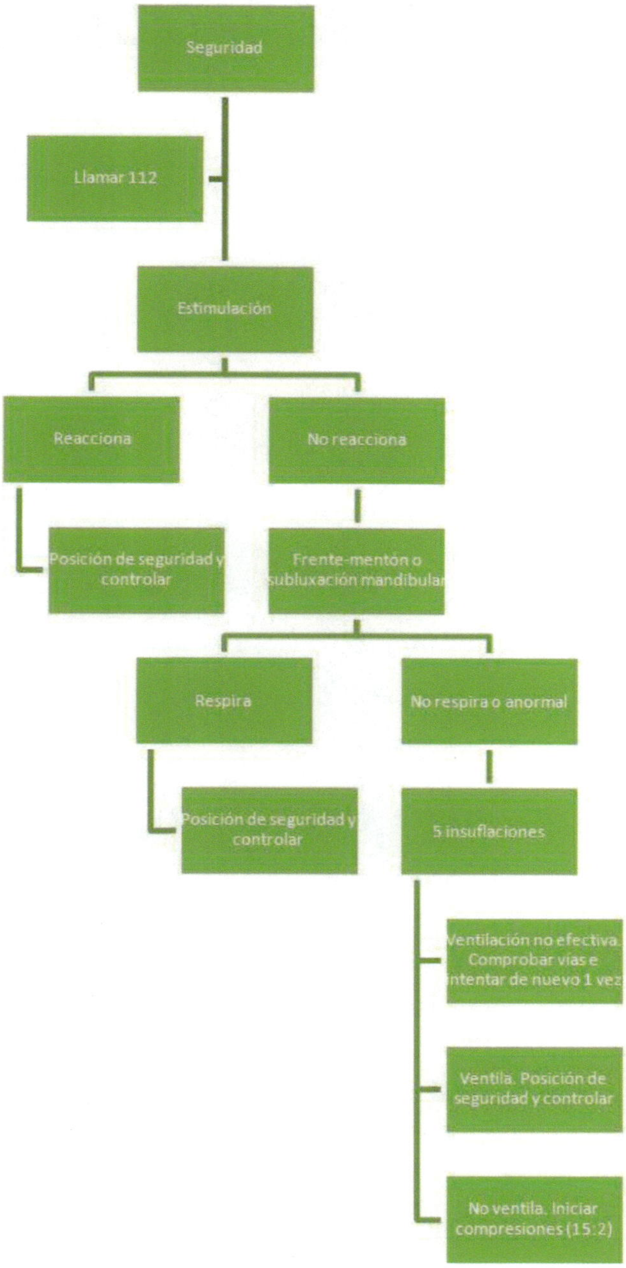

Si hay signos de vida antes de esos 10 segundos (movimientos, signos respiratorios, tos, habla, etc.), continuamos con las ventilaciones hasta que lo pueda hacer de manera autónoma con eficacia. Posteriormente lo pondremos en la posición lateral de seguridad si está inconsciente y controlaremos sus signos vitales mientras esperamos ayuda.

Si no encontramos signos de vida claros con un pulso por encima de las 60 pulsaciones por minuto, empezaremos a realizar las compresiones y ventilaciones con un ritmo de 15:2, 15 compresiones y 2 ventilaciones.

Para ejecutar las compresiones se debe localizar el esternón, un dedo por encima de la apófisis xifoides. La presión ha de perpendicular y hasta una profundidad que el esternón deprima un tercio el tórax. Recordar que después de una compresión hay que liberar el tórax para que recupere su forma.

- En el caso de los lactantes, la presión se realiza con la punta de los dos dedos sobre el esternón. Los dedos pulgares deberían estar sobre el esternón mientras las manos rodean el tórax del lactante. De esta manera se hace presión.
- Para niños de más de 1 año de edad, la compresión se realiza con el talón de una mano, con los dedos separados y apartados del niño, a fin de no producir más presión sobre el tórax.
- Si el niño es ya mayor o las manos del reanimador son pequeñas, puede entrelazar los dedos, de la misma manera como se explicó en adultos.

Si estamos solos, después de 15 compresiones debemos realizar 2 insuflaciones, colocando al accidentado en la posición de apertura de las vías aéreas. El ritmo de las compresiones debe ser de unas 100 por minuto, sin exceder las 120.

La RCP no debe para hasta que llegue ayuda especializada, se ponga de manifiesto signos vitales (respiración autónoma, movimientos, abre los ojos, pulso superior a 60 pulsaciones por minuto, se despierta...), o cuando el reanimador esté exhausto.

En caso de obstrucción de las vías aéreas por un cuerpo extraño, las nuevas guías proponen la combinación de tres técnicas, presión al tórax, al abdomen (excepto en lactantes) o golpes en la espalda, para aumentar la presión intratorácica. También se puede colocar al niño, en caso que se pueda, en una posición declinada.

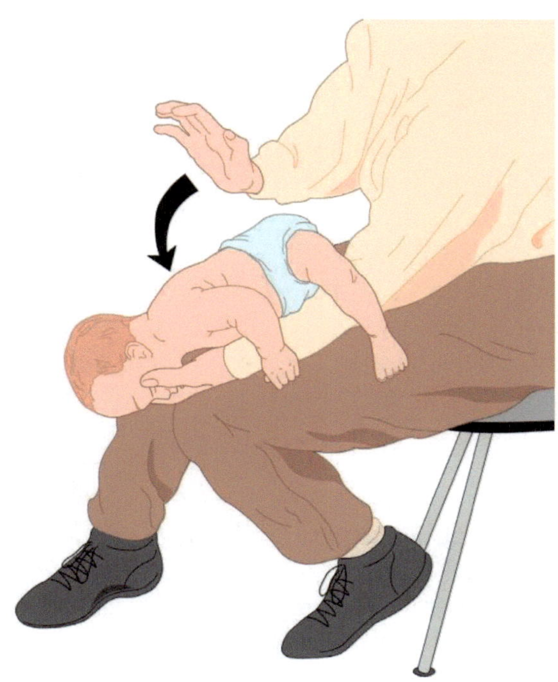

MÉTODOS DE INMOVILIZACIÓN Y EVACUACIÓN

En ciertos casos es crítico no mover al accidentado para no provocar un mayor daño, como por ejemplo en lesiones de la columna vertebral que podrían afectar a la médula espinal. No obstante, la prioridad, aparte de buscar un lugar seguro, es poder realizar una RCP si los signos vitales fallan. Ante estas situaciones deberemos tener en cuenta una serie de consejos.

Hay que atender primero y asegurar la evacuación de aquellos casos en que haya un riesgo vital claro como: paros cardiorrespiratorio, asfixia, grandes hemorragias, shock, grandes quemados. En estos casos, si se da más de uno a la vez se puede utilizar técnicas como el torniquete en grandes hemorragias, posiciones de espera como en el shock..., pero se ha de hacer una reconocimiento visual y atender a aquellos que aparentemente tengan mejor pronóstico y posibilidad de supervivencia. Como se suele decir, no el que más chilla es el que está más grave. Se puede demorar o atender en segundo lugar a los politraumáticos y heridos con bajo riesgo de shock.

Se aplica como norma que si no hemos visto el accidente o no nos han informado de cómo ha sido, es decir, nos encontramos con una persona tendida sin más, se tratará como un accidente traumático. En cambio, si vemos a una persona desvanecerse y postrarse en el suelo, se puede manipular con más o menos seguridad.

Para sacar de manera rápida a una persona de un lugar de peligro grave a otro seguro donde se pueda pedir ayuda e iniciar las medidas oportunas, hay diferentes maneras: agarrando a la persona por los tobillos (si el suelo es plano y sin objetos que puedan dañar), por las axilas, cargando sobre los hombros tipo bombero o como si fuera una mochila..., estos últimos si hay que recorrer cierta distancia. La posibilidad de ayuda entre dos personas facilita mucho el traslado urgente, de esta manera se puede colocar entre los dos ayudantes que lo aguantan sobre los hombros. En todas estas acciones debemos mantener una buena postura y acerca el peso a nuestro cuerpo lo máximo posible, flexionar piernas y usarlas como motor principal, preservándonos de carga peso excesivo sobre la espalda.

Cuando haya una lesión de la integridad de un tejido hay que intentar inmovilizar la zona, por ejemplo, cuando se haya producido una herida, después de aplicar todo los protocolos, se han de colocar algún tipo de vendaje protector, es decir, tapar las heridas y que no queden expuestas durante la evacuación. En el caso de un esguince, donde hay lesión de los ligamentos, es útil aplicar el tratamiento antiinflamatorio descrito y un vendaje que inmovilice la articulación lesionada, ya que el movimiento puede afectar y generar tensiones que agraven la situación. En las luxaciones, generalmente se produce un espasmo local y la persona adquiere posiciones antiálgicas, la descarga con algún tipo de venda o pañuelo puede ayudar, como en el hombro.

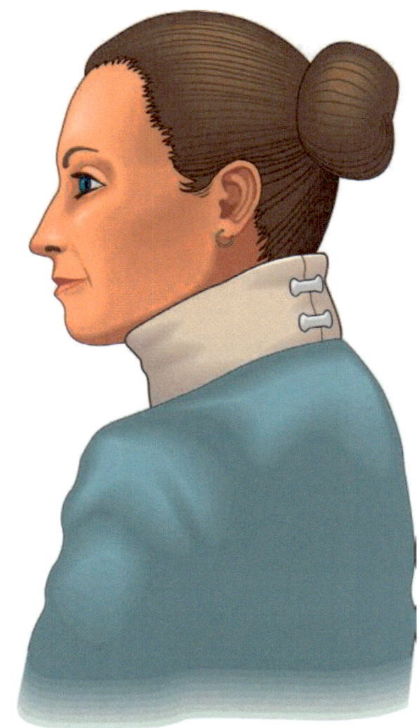

Es de especial atención las fracturas, debido a que la movilización de los fragmentos podría conllevar la lesión de otras estructuras, como vasos y nervios, y agravar considerablemente la situación. Es por esta razón que hay que intentar fabricar algún tipo de férula con los elementos que tengamos, por ejemplo, haciendo una especie de tubo con unas revistas o trozos de papel y esparadrapo, varillas o trozos de madera, un pañuelo colgado del cuello, unos cartones doblados en forma de C o U que rodeen la zona afectada y fijados con vendas o esparadrapos, etc., que eviten los desplazamientos en el lugar de la deformidad. A veces es útil fijar una extremidad a la sana, que se usa como férula, por ejemplo, en una fractura de un dedo se puede fijar al dedo más próximo con un vendaje. Además, la estabilización de la zona reduce el dolor.

En caso que la persona esté en una zona muy inaccesible, hay que intentar conseguir ayuda de los cuerpos especializados para este tipo de evacuaciones. Si la persona no puede caminar, se puede subir a caballo o realizar una camilla provisional, previa inmovilización, con algún tipo de palos, ramas, varas metálicas, etc., y una lona o ropa que los conecte y donde pueda reposar estirada la persona afectada.

En cualquier caso, muchas veces hay que improvisar, pero como norma principal está manipular lo menos posible y mantener la inmovilidad de la manera más anatómica que podamos.

En caso de lesiones de la columna y cráneo, o de su sospecha, hay que extremar las precauciones y ser muy cautos en las posiciones de seguridad. Siempre hay que respetar el eje, cabeza-cuello-tronco, y movilizar en conjunto todo el eje, para no provocar rotaciones que pudieran lesionar la médula. Se debe aguantar la cabeza y, si es posible, colocar algún tipo de collarín en forma de U, aunque sea improvisado, para mantener estable el cuello. Posteriormente, otro que rodee la cabeza de arriba abajo y fijar toda la estructura para que se mueva como un bloque la cabeza-columna.

Como hemos dicho, si no hay problemas para mantener los signos vitales hay que dejar a la persona en la posición en la que la hemos encontrado. Si hubiera algún problema de inconsciencia, hay que colocarla en decúbito lateral para evitar la broncoaspiración en caso de vómito y tener especial cuidado con el eje de la cabeza-columna. Si hay que realizar una RCP se debe colocar a la persona en decúbito supino, también vigilando el eje de la cabeza-columna.

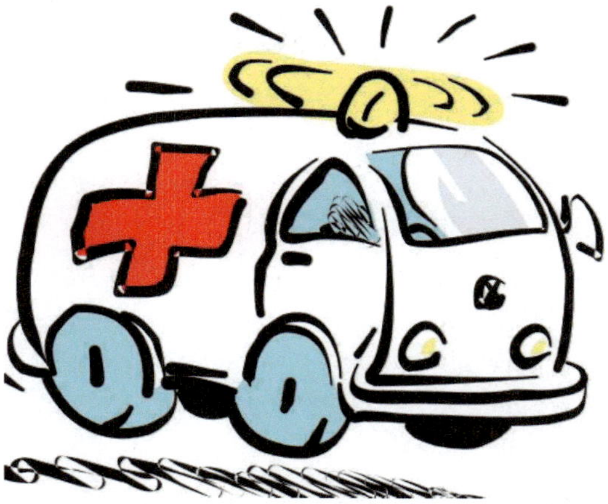

Casos prácticos. Improvisar inmovilizaciones y ejecutar cómo movilizaríais a afectados en las siguientes situaciones:

- Una persona se ha roto el tobillo mientras hacía senderismo.
- En un partido en la playa una chica se ha luxado un dedo mientras jugaba a vóley playa.
- Una persona se tira de cabeza en un lugar poco profundo y golpea con el fondo, aparece inconsciente.
- Vemos a una persona tumbada en el suelo por la noche en la ciudad.
- Una mujer sufre una lipotimia, se sienta pero finalmente cae al suelo deslizándose desde la silla.
- Un amigo sufre una fractura en el antebrazo saltando entre las rocas de un espigón del puerto donde quería pescar.

APOYO AL ACCIDENTADO Y FAMILIA

En todo acto de comunicación hay un emisor de un contenido, el mensaje, un escenario y un receptor. En estos casos de urgencias y emergencias, el mensaje y el escenario son muy sensibles, dado que estamos hablando de situaciones de peligro real para la integridad de una persona o de su vida.

La rapidez y diligencia son fundamentales para el éxito de los protocolos de soporte vital básico y atención a las personas accidentadas. Por esta razón, el mensaje ha de ser muy claro y conciso, la comunicación ha de ser tanto verbal como no verbal y ha de adaptarse al tipo de receptor para que entienda qué está pasando y colabore en la resolución del problema.

Cuando nos comunicamos con una persona o sus familiares tenemos que mostrar diligencia y dar confianza, mostrando empatía con la situación que está pasando y adaptando el lenguaje y la comunicación al tipo de receptor, por ejemplo, según la edad o si tiene algún tipo de disminución, ya sea auditiva (hablar despacio para que lea nuestros labios, o escribir lo que queremos preguntar), del habla (ser pacientes en esperar la respuesta), cognitiva (explicar llanamente y sin tecnicismos, poner ejemplos que ayuden a la comprensión del problema...), etc. Todos estos detalles dan credibilidad y una buena imagen personal.

También es importante el contacto, como agarrar la mano para dar confianza y seguridad, generar una empatía y apoyo. Preguntar si ha entendido todo y mostrar que lo estamos escuchando. Asimismo, también debemos distraer a la persona mientras llega la ayuda para que no focalice su ansiedad en su problema. Le podemos hacer preguntas como de dónde es, en qué ciudad vive, que música o películas le gusta, etc., a fin de intentar desdramatizar esos momentos o contener estados de ansiedad.

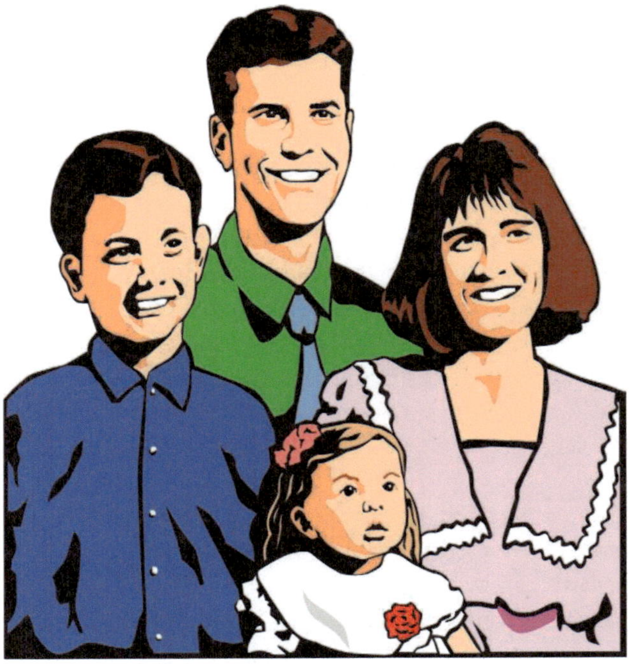

En el caso de niños o de personas que no puedan comunicarse por su estado, los padres, tutores o familiares serán nuestros interlocutores. Hay que ganarse la confianza a través de los actos y explicaciones que demos, además de ir comentando los pasos que se realizarán previos a recibir la ayuda de los servicios de emergencias, si se da el caso.

No hay que ocultar la urgencia de la situación, que puede ser evidente, y tampoco hay que hacer pronósticos atrevidos sobre la evolución que generen falsas expectativas en las personas involucradas, especialmente si no somos expertos en la materia. Los diagnósticos deben hacerlo los médicos.

CONTROL DEL ESTRÉS

En situaciones de tensión es normal un cierto grado de estrés, necesario para mantener la alerta y ser rápidos en la toma de decisiones y nuestra actuación. No obstante, éste no ha de colapsarnos y debemos tener sangre fría, es decir, mantener una actitud por un lado empática pero por otro de gestión razonable de la situación.

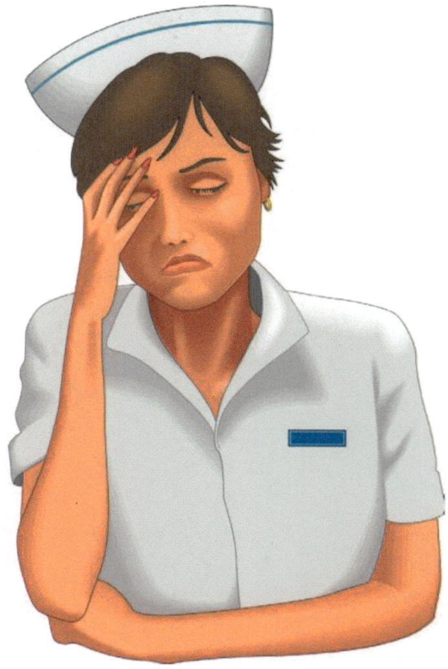

Muchas veces tomamos medidas de defensa ante situaciones difíciles, como mantener la distancia, un sentido de humor “negro”, etc., que intentan desdramatizarnos de ese contexto. Hay que tener en cuenta que nosotros que prestamos la ayuda, estamos bien, y desde esta seguridad y tranquilidad realizar los protocolos pertinentes. El conocimiento de estos protocolos nos ayudan a no olvidarnos de nada y a tener el convencimiento que estamos haciendo lo mejor en cada situación. Se exige a la persona que ayude a los accidentados, aunque sea activando la cadena de emergencias, en ningún caso se le exige resultados milagrosos ni expectativas más allá de los que sus conocimientos puedan ofrecer. Y hay que ser conscientes que pueden haber accidentes o situaciones en las que pueden haber muertos o personas con secuelas crónicas importantes.

La autoprotección física ante situaciones de violencia, como las de las drogodependencias o crisis de pánico, se trata de no enfrentarse a la otra persona ni participar de sus delirios o alucinaciones, manteniendo la alerta y teniendo cuidado de nosotros mismos en primer lugar. Tampoco se trata de generar disputas entre las personas que desarrollan la ayuda mientras ésta se realiza.

Cuando hay una situación de duelo hay que dar soporte sin ser paternalistas y dejar que cada persona pueda llevarlo a su manera, a su tiempo, sin interferir, generando una empatía hacia esas situaciones críticas. En caso que sea necesario, psicólogos clínicos se ocuparán de la superación del duelo en las siguientes fases.

PRIMEROS AUXILIOS

CASOS PRÁCTICOS Y TRABAJOS DE AUTOAPRENDIZAJE

PRESENTACIÓN - EJERCICIOS DE AUTOAPRENDIZAJE

Este dossier de ejercicios está preparado para facilitar la metodología de enseñanza, para reforzar las clases presenciales del curso y para mejorar y aumentar las competencias profesionales.

Siguiendo los criterios europeos, la duración total de un curso es la suma del número de horas de clases presenciales y las horas que el alumno dedica al estudio, a la elaboración de trabajos y a la resolución de actividades de autoaprendizaje.

Las actividades de autoaprendizaje se presentan en casos temporizados.

LA CARGA LECTIVA TOTAL DE ESTOS EJERCICIOS DE AUTOAPRENDIZAJE ES DE 30 HORAS.

OBJETIVOS DEL CURSO

¿QUÉ TENGO QUE SABER? = CONOCIMIENTOS
¿QUÉ TENGO QUE HACER? = HABILIDADES (APTITUDES)
¿CÓMO ME COMPORTARÉ? = ACTITUDES

OBJETIVOS GENERALES

- Identificar las características de la asistencia como primer interviniente.
- Aplicar técnicas de valoración inicial según el protocolo establecido accediendo al accidentado de forma oportuna y generando un entorno seguro.
- Aplicar técnicas de soporte vital según el protocolo establecido.
- Identificar los primeros auxilios que se deben prestar para las lesiones o patologías más frecuentes y aplicar las técnicas de primeros auxilios según los protocolos establecidos.
- Aplicar métodos de movilización e inmovilización que permitan la evacuación del accidentado si fuese necesario.
- Aplicar técnicas de apoyo psicológico al accidentado y a familiares.
- Aplicar técnicas de autocontrol ante situaciones de estrés.

Los contenidos de estos ejercicios tienen como referente las realizaciones profesionales de la única de competencia UC0272_2 ASISTIR COMO PRIMER INTERVINIENTE EN CASO DE ACCIDENTE O SITUACIÓN DE EMERGENCIA:

- RP1: Buscar signos de alteraciones orgánicas según protocolos establecidos, como primer interviniente.
- RP2: Aplicar técnicas de soporte ventilatorio y/o circulatorio básico según protocolo establecido.
- RP3: Prestar los cuidados básicos iniciales en situaciones de emergencia que no impliquen una parada cardiorespiratoria, según protocolo establecido.
- RP4: Generar un entorno seguro en situaciones de emergencia.
- RP5: Apoyar al médico y/o personal de enfermería en la asistencia a situaciones de emergencias sanitarias.
- RP6: Apoyar psicológicamente al accidentado y familiares en situaciones de emergencias sanitarias.

CASO 1: ACERCAMIENTO A UN ACCIDENTE DE TRÁFICO

PRESENTACIÓN

Vamos paseando por una avenida y, de repente, una moto gira en la esquina que íbamos a cruzar. El motorista frena bruscamente y la moto resbala y cae al suelo. Somos testigos de la caída y somos los primeros en acercarnos al accidentado.

Apenas hay tráfico y no hay ningún otro testigo.

PROTOCOLO DE ACTUACIÓN

- ¿Cuál debe ser tu actitud personal en este momento?

- Como primer interviniente, realizas un análisis de la situación: observar, detalles, establecimiento de prioridades,...

- ¿Qué haces primero?

- ¿Cómo proteges al accidentado y su entorno?

- ¿Cómo avisas? ¿Sabes dónde te encuentras? ¿Hay referencias?

- ¿Cómo empiezas a interactuar con el accidentado? ¿Qué vas a hacer con el casco del motorista?

TRABAJOS DE AUTOAPRENDIZAJE

- Investiga acerca de los diferentes métodos de relajación y de control del estrés.

- Observa, en estado de relajación pero conscientemente los puntos en que tu cuerpo está más tenso y focalízate en ellos para liberar esas tensiones y pasar a otros puntos tensos.

CASO 2: ATRAGANTAMIENTO

PRESENTACIÓN

Estamos en un restaurante, en la comida de una boda. Durante el aperitivo, una persona sufre un atragantamiento con algo de comida. Ves como el comensal de al lado le da golpecitos en la espalda pero la persona no responde y sigue sin respirar.

PROTOCOLO DE ACTUACIÓN

- ¿Cuál debe ser tu actitud personal en este momento?

- Como primer interviniente, realizas un análisis de la situación, observar, detalles, establecimiento de prioridades,...

- ¿Qué hacer primero?

- ¿Cómo proteges al accidentado y a su entorno?

- ¿Cómo avisas? ¿Sabes dónde te encuentras? ¿Hay referencias?

- ¿Cómo empiezas a interactuar con el accidentado?

TRABAJOS DE AUTOAPRENDIZAJE

- Investiga acerca de las complicaciones de la obstrucción de la vía aérea con un cuerpo extraño.

- Busca información sobre la efectividad de la maniobra de Heimlich, la forma correcta de realizarla y los errores más comunes al efectuarla en la práctica. Busca información sobre otras formas de desobstruir las vías aéreas.

CASO 3: TRAUMATISMO CRANEAL

PRESENTACIÓN

Estamos en un parque acuático y ves que en uno de los toboganes ha caido un joven que se ha dado un golpe en la cabeza. Ha quedado aturdido y se mueve, pero ha quedado boca abajo flotando en el agua. Eres el primero en acercarse y en llegar a su lado.

Otras personas también han visto el accidente y se acercan inmediatamente al lugar donde os encontráis.

PROTOCOLO DE ACTUACIÓN

- ¿Cuál debe ser tu actitud personal en este momento?

- Como primer interviniente, realizas un análisis de la situación, observar, detalles, establecimiento de prioridades,...

- ¿Qué hacer primero?

- ¿Cómo proteges al accidentado y a su entorno?

- ¿Cómo avisas? ¿Sabes si hay un equipo de emergencias?

- ¿Cómo empiezas a interactuar con el accidentado?

TRABAJOS DE AUTOAPRENDIZAJE

- ¿Cuáles pueden ser las consecuencias de un traumatismo cráneoencéfálico?

- Estudia los diferentes niveles del estado de consciencia según la escala de Glasgow. Ensaya mentalmente la respuesta ocular, la respuesta verbal y la respuesta motora. RECUERDA QUE ESTAMOS HABLANDO DE EXPLORACIONES SECUNDARIAS O COMPLEMENTARIAS.

CASO 4: LIPOTIMIA

PRESENTACIÓN

En una clase de tonificación muscular en grupo, que tú estás impartiendo, uno de los participantes se para, dice que se siente mal, empieza y tambalearse y finalmente cae al suelo.

La conoces bien. Es una persona joven , sin antecedentes patológicos conocidos. En tu instalación los abonados, al matricularse rellenan el formulario del PAR-Q o QAAF.

PROTOCOLO DE ACTUACIÓN

- ¿Cuál debe ser tu actitud personal en este momento?

- Como primer interviniente, te acercas a la persona y empiezas a actuar.

- Recuerda que lo primero es buscar los signos vitales. ¿Qué haces?

- ¿Cuáles son las causas más probables de su desmayo?

- ¿Es probable que haya tenido un ictus o un accidente cerebro vascular?

- Escribe 5 frases que te pueden servir para informar a los demás abonados que estaban en clase sobre lo que está ocurriendo

TRABAJOS DE AUTOAPRENDIZAJE

- ¿Cuáles son los síntomas de que una persona ha padecido un ictus? ¿Y de la que ha tenido una hipoglucemia o hipotensión arterial?

- ¿Cuáles son los signos vitales básicos? Busca información sobre los mecanismos fisiológicos por los que nos centramos en analizar estos signos vitales. Repasa la fisiología de la circulación, de la respiración y del sistema nervioso.

CASO 5: PERSONA INMÓVIL EN UNA TUMBONA

PRESENTACIÓN

Eres el técnico de la sala de Fitness y, a través de la ventana, vas observando como un socios está una tumbona inmovil. Le conoces, es un socio mayor de edad y obeso. Sales de la sala para acercarte al solarium donde se encuentra el accidentado.

PROTOCOLO DE ACTUACIÓN

- Adoptas una actitud de calma. Recuerda el protocolo PAS. ¿Es hipertanso? ¿Tiene el colestarol alto?

- Recuerda que lo primero es buscar los signos vitales. ¿Qué haces?

- Respira y tiene pulso. ¿Tiene clínica de ictus (AVC) o tiene un crisis hipertensiva?

- Es probable que tome medicación. ¿Se la damos?

- Escribe 5 frases para decir a los socios y reducir la ansiedad que se genera por la situación

TRABAJOS DE AUTOAPRENDIZAJE

- ¿Por qué no tiene que hacer esfuerzos una persona con una crisis hipertensiva?

- ¿Cuál es la posición de espera más adecuada para una persona hipertensa?

CASO 6: PERSONA EN EL ANDÉN DEL METRO

PRESENTACIÓN

Bajas las escaleras del metro y al girar ves en el andén a una persona que está en el suelo. Eres la única persona que se encuentra ahí en ese momento, salvo otros usuarios que se encuentran en el otro andén, al otro lado de las vías.

PROTOCOLO DE ACTUACIÓN

- Adoptas una actitud de calma. Recuerda el protocolo PAS.

- Signos vitales. ¿Qué haces?

- La exploración primaria de los signos vitales es correcta. Realizas una exploración secundaria. ¿Qué pruebas haces?

- ¿Ha tenido un problema neurológico o cardiológico?

- ¿Qué importancia tiene si encuentras la frecuencia cardiaca acelerada o enlentecida (taquicardia o bradicardia?

TRABAJOS DE AUTOAPRENDIZAJE

- Cita motivos por los que la frecuencia cardiaca puede estar acelerada y enlentecida.

- Explica las causas por las que una persona cae al suelo a causa de un problema neurológico (recuerda la anatomía y fisiología). Haz el mismo análisis para una caída motivada por un problema cardiológico.

CASO 7: ACERCAMIENTO A UN ACCIDENTE MÚLTIPLE

PRESENTACIÓN

Vamos en coche hacia la piscina para darnos un baño en verano. Al pasar por un descampado, en las afueras del pueblo, vemos un camión que ha chocado con un vehículo particular. El coche está por debajo del morro del camión, aparatosamente.

Paramos el coche y nos acercamos a un terreno sin asfaltar donde podemos ver a tres jóvenes en diferentes lugares y posiciones. Al pasar por delante del camión se nos acerca un persona que se coge el brazo en un gesto de dolor y con un poco de sangre en la frente.

Nos dice: "Iba conduciendo el camión cuando el coche salió de repente de una calle y, sin frenar, chocaron conmigo..."

Los tres jóvenes están tendidos en el suelo, a cierta distancia, unos de otros (unos 5 metros). Dos de los jóvenes están conscientes y se están quejando a gritos. El tercero está tumbado sin moverse ni dar señales de queja.

Otra persona está arrastrando a uno de los herido consientes para llevarlo a una zona con sombra.
Acompañado por el camionero te acercas al sitio donde están los accidentados.

PROTOCOLO DE ACTUACIÓN

- ¿Qué debes hacer primero?

- ¿Cómo interactuar con los accidentados?

- Escribe 5 frases sobre como debes presentarte en la escena del accidente (al camionero, a los accidentados,...)

- ¿Cómo interactuar con las demás personas presentes?

TRABAJOS DE AUTOAPRENDIZAJE

- Investiga acerca de los diferentes traumatismos mecánicos y sus efectos sobre el aparato locomotor.

- Investiga acerca de los diferentes traumatismos mecánicos y sus efectos sobre los órganos internos. ¿Qué es una hemorragia interna? ¿Cuáles pueden ser sus consecuencia?

CASO 8: HERIDA ABIERTA

PRESENTACIÓN

Una de las personas de un accidente múltiple en que el que un ciclista ha sido atropellado por un coche está tumbado en la calzada, consciente y orientado. Está sangrando abundantemente por el brazo donde tiene una herida extensa y profunda y por la que puede verse hasta el hueso y donde podemos ver al ser arrastrado por el asfalto ha perdido masa muscular. La sangre sale como baba por toda la herida.

PROTOCOLO DE ACTUACIÓN

- ¿Qué debes hacer primero?

- ¿Cómo identificas una hemorragia arterial? ¿Y una hemorragia venosa? ¿Y una hemorragia capilar?

- ¿Qúe tipo de hemorragia es la más probable en este caso?

- ¿Cuándo es adecuado realizar un torniquete?

- ¿Cuál es la actuación más adecuada en este caso?

- Escribe 5 frases sobre como debes explicarle al accidentado el estado en el que se encuentra

TRABAJOS DE AUTOAPRENDIZAJE

- ¿Cómo se produce el "shock" en el caso de una hemorragia? Busca materiales sanitarios que sirvan para frenar hemorragias (gasas y pomadas hemostáticas) y la forma en que e utilizan.

- Haz un estudio sobre la deshidratación. Circunstancias y signos de la deshidratación. Forma de actuación.

CASO 9: TOXICOMANO

PRESENTACIÓN

Después de una cena, al volver a casa, encuentras a un joven tumbado en el umbral de una puerta. Te acercas a él y ves que tiene los signos vitales conservados pero su discurso es incoherente, está desorientado y su discurso es completamente inconexo.

PROTOCOLO DE ACTUACIÓN

- ¿Qué debes hacer primero?

- ¿Cómo debes comunicarte con él? Escribe 5 frases mediante las que le preguntarías sobre su estado.

- ¿Cómo identificas que se trata de una persona que ha abusado de las drogas?

- Lo más probable es que tenga las pupilas dilatadas. ¿Cómo se llama este signo? Qué droga da constricción de las pupilas (miosis).

- Cuando llegan los servicios sanitarios, ¿cómo les explicas lo que ha ocurrido y qué información les aportas? Escribe 5 frases

- ¿Cuál es el principal riesgo en el caso de una persona en coma por abuso de drogas?

TRABAJOS DE AUTOAPRENDIZAJE

- Investiga sobre los efectos, signos y síntomas del consumo de las drogas más frecuentes.

- ¿Cuál es el mecanismo por el que se produce el coma etílico? Cuáles son las medidas a tomar en el caso de una persona que se ha emborrachado y ha perdido la consciencia.

CASO 10: TORCEDURA DE TOBILLO

PRESENTACIÓN

Estás jugando un partido de futbol sala con tus amigos. En una jugada, una de ellos apoya mal el pie y cae al suelo. Ves perfectamente que se ha torcido el tobillo (en supinación y extensión). La persona queda en el suelo con gran dolor.

PROTOCOLO DE ACTUACIÓN

- ¿Qué debes hacer primero?

- ¿Cómo os ponéis de acuerdo con los compañeros sobre cómo atenderle?

- ¿Cuál es, probablemente, la lesión que sufre?

- ¿Por qué debemos llevarlo a un servicio de urgencias? ¿Qué prueba complementaria es importante en este caso?

- ¿En qué posición colocaremos a la persona accidentada?

- ¿Qué es el bulto que aparece a los pocos minutos de haberse producido la lesión?

TRABAJOS DE AUTOAPRENDIZAJE

- Estudia las principales lesiones deportivas (AGUDAS).

- ¿Cómo se produce la hinchazón que sigue a un traumatismo? ¿Cuál es el mecanismo por el que funcional la aplicación de frio y compesión? ¿Cómo debe ser la pauta de aplicación de hielo a una persona con una inflamación aguda (picadura, traumatismo, etc.)